MANUEL

DE

TRACHÉOTOMIE

MANUEL

DE

TRACHÉOTOMIE

PAR

LE Dr PAUL RENAULT
Ancien interne des Hôpitaux de Paris

AVEC UNE PRÉFACE

DU

Dr JULES SIMON
Médecin de l'Hôpital des Enfants malades

PARIS
G. STEINHEIL, ÉDITEUR
2, RUE CASIMIR-DELAVIGNE, 2

1887

PRÉFACE

A MM. LES Drs J. DARIER ET CARRON DE LA CARRIÈRE

Mes chers amis ;

Vous me demandez mon appréciation sur le Manuel de trachéotomie de votre camarade Renault. Je le trouve en tous points excellent et je lui donne toute mon approbation.

Ce que je ne saurais trop louer dans ce Manuel, c'est l'exposition claire et concise, c'est la mise en relief de nombreux détails, superflus peut-être en apparence, mais qui répondent bien à la réalité des faits. Quoiqu'on en dise, la trachéotomie est une opération dont la marche, les règles, les différents temps sont nettement définis et dont la réussite dépend de leur minutieuse observation. On ne saurait trop se pénétrer de cette idée, qu'une faute en apparence légère est toujours, en pareil cas, grosse de conséquences. Que le larynx ne soit pas assez solidement fixé, par exemple, ou que l'incision trachéale soit légèrement déviée, cela suffit pour rendre l'introduction de la canule difficile, parfois même impossible, et ce retard apporté à la terminaison de l'opération est toujours grave, car la vie du petit patient peut en dépendre.

Un chapitre de ce Manuel mérite encore une mention particulière, c'est celui consacré aux suites de l'opération ; il fourmille de renseignements pratiques que je ne saurais trop recommander.

Les soins de la canule, l'hygiène de l'opéré, les précautions à prendre pour éviter toute complication du côté de la plaie, ou du côté de l'appareil pulmonaire, etc... y sont traités comme il convient.

En publiant ce Manuel, mes chers amis, vous ne rendrez pas seulement un hommage pieux à la mémoire de votre ami, mais encore vous ferez œuvre utile: utile pour le praticien de la ville, aussi bien que pour les internes nouveaux venus dans les hôpitaux d'enfants. Ils y trouveront un guide sûr tant pour l'opération elle-même que pour les soins consécutifs.

JULES SIMON.

Paris, 25 septembre 1887.

AVANT-PROPOS

Nous étions loin de penser en 1883, alors que nous étions à l'hôpital Trousseau collègues de notre ami Renault, que, peu d'années après, nous aurions le douloureux devoir de publier son œuvre posthume.

Paul Renault était le plus jeune d'entre nous ; nommé au concours de 1882, il débutait dans l'internat à l'âge de 21 ans. Appelé dès les premières semaines à faire un grand nombre de trachéotomies il se trouva, comme nous-mêmes, aux prises avec les difficultés du début, difficultés bientôt vaincues d'ailleurs, car il acquit rapidement une grande sûreté de main.

Il avait été frappé de ne pas trouver groupées dans un ouvrage court et précis, les règles si minutieuses dont l'expérience de chaque jour lui démontrait toute l'importance. Un grand nombre d'auteurs ont traité de la trachéotomie ; il n'existe pourtant aucun manuel décrivant pratiquement l'opération telle qu'elle doit être conduite et telle qu'il est de tradition de la faire dans les hôpitaux d'enfants à Paris. Ce manuel, Renault eut l'idée de l'écrire, pour lui-même seulement et pour ses amis. A mesure qu'il en réunissait les éléments, il éprouvait une grande satisfaction à nous communiquer ses essais et sans cesse il retouchait certains chapitres que nous avions discutés avec lui. L'œuvre achevée, nous l'avons maintes fois engagé à la publier ; il s'y est toujours modestement refusé.

L'année suivante, Renault fit son volontariat à l'hôpital militaire St Martin. C'est à cette époque qu'il paraît avoir contracté le germe de la terrible maladie qui devait bientôt l'enlever à l'affection des siens.

Certes, ceux qui l'ont connu regretteront ce cœur dévoué, ce charmant caractère, cette humeur enjouée qui en faisaient le plus précieux des amis ; tous ont su apprécier cet esprit pénétrant, cette vive intelligence et cette ardeur au travail qui lui promettaient une si belle carrière. Mais que dire de la douleur de ce père qui, en perdant l'objet de ses plus chères affections, voit anéanties à tout jamais ses plus légitimes espérances !

Lorsque sa confiance nous a chargés du soin de revoir le manuscrit de son fils et de le publier si nous le jugions à propos, nous avons saisi avec empressement cette occasion qui nous était offerte de remplir un pieux devoir à l'égard de notre ami et de rendre cet hommage à la douleur de celui qui le pleure.

Dr J. Darier.
Dr Carron de la Carrière.

CHAPITRE I.

INDICATIONS DE LA TRACHÉOTOMIE DANS LE CROUP. — ÉPOQUE DE L'OPÉRATION. — CONTRE-INDICATIONS.

Indications. — D'une façon générale, la trachéotomie est indiquée dans tous les cas où il y a un *obstacle mécanique* au passage de l'air, obstacle siégeant dans le larynx et susceptible d'entraîner la mort par asphyxie. C'est un moyen d'ordre mécanique destiné à combattre une asphyxie d'origine mécanique.

Pour poser l'indication de la trachéotomie, il faut tout d'abord reconnaître l'existence d'un obstacle laryngé et bien établir que les troubles asphyxiques ne tiennent pas à une autre cause : pulmonaire ou toxique. La dyspnée croissante, le tirage sus-sternal et diaphragmatique, les accès de suffocation, la pâleur de la face, etc., permettront le plus souvent de faire ce diagnostic.

Chez l'enfant, plusieurs affections peuvent, en dehors du croup, déterminer une asphyxie laryngée et nécessiter l'intervention opératoire (corps étrangers des voies aériennes, compressions du larynx, polypes du larynx, abcès rétropharyngiens, laryngite striduleuse à son maximum d'intensité). N'ayant en vue ici que la trachéotomie dans le cas de croup, nous supposons la diphthérie laryngée reconnue et n'avons pas à envisager les différents termes d'un diagnostic, qui est quelquefois peu aisé en clinique, surtout quand on est appelé tardivement auprès du malade ou quand il s'agit d'un croup d'emblée.

Parfois, dans la diphthérie, l'asphyxie peut reconnaître une multiple origine, quand à la présence de fausses membranes intra-laryngées vient se joindre une complication capable par elle-même de causer la dyspnée. Les accidents sont-ils dus alors au croup ou à la complication ? Ces deux éléments entrent-ils en jeu ? Quelle part faire à chacun d'eux ? C'est ce qu'il faut déterminer, car si un croupeux n'asphyxie, par exemple, que parce qu'il a de la broncho-pneumonie, il ne sera évidemment pas justiciable de l'opération ; il faudrait, en outre, qu'il y eût obstacle au passage de l'air.

La broncho-pneumonie et la bronchite pseudo-membranceuse se reconnaîtront à un ensemble de signes presque toujours nettement définis : élévation de la température, fréquence extrême du pouls, signes stéthoscopiques, nombre considérablement accru des mouvements respiratoires avec un tirage médiocre et, en tout cas, hors de proportion avec la dyspnée ; rejet de fausses membranes très ramifiées.

Le gonflement ganglionnaire peut être tel que la masse indurée dévie et comprime le larynx, amenant ainsi des troubles asphyxiques que l'on peut prendre pour des troubles d'origine intra-laryngée. La distinction est facile dans la grande majorité des cas, mais parfois impossible, quand il s'agit d'un enfant au cou volumineux et arrondi. D'ailleurs la conduite à tenir n'en sera pas modifiée ; car, que la cause de l'obstruction siège en dehors ou en dedans du larynx, peu importe si l'obstacle au passage de l'air menace la vie du malade ; dans les deux hypothèses la trachéotomie devra être pratiquée. Si le cas est moins pressant et que l'on soupçonne l'adénopathie d'être le facteur dominant on ouvrira la tumeur s'il existe de la fluctuation et, si besoin est, on pourra immédiatement ou plus tard, inciser la trachée.

Époque de l'opération. — Le croup est diagnostiqué, l'obstacle laryngé indubitable, *l'indication* de la trachéotomie se pose nettement. Reste un point important à élucider ; à quel moment devra-t-on pratiquer l'opération ? C'est ce qu'on appelle *l'époque* de l'opération.

On dit généralement qu'il faut opérer à la fin de la deuxième période, quand l'asphyxie commence. Cette donnée est bien vague, car elle repose sur une division artificielle du croup en trois périodes, et il est bien difficile pour ne pas dire impossible, d'en faire l'application en clinique.

Dans quelles conditions en effet se trouve-t-on dans la pratique ? Un enfant est atteint de croup, la voix est éteinte, le tirage commence, il y a eu quelques accès de suffocation, qui d'ailleurs peuvent manquer; en dehors de ces accès la respiration redevient presque calme et ces phénomènes peuvent rester à ce degré, ou s'accentuer et s'aggraver plus ou moins rapidement.

Quels indices a-t-on pour juger que l'asphyxie mécanique est arrivée au point précis où elle est justiciable de l'opération dans les meilleures conditions de succès ? Sur quels signes pourra-t-on se baser pour reconnaître que le moment opportun de l'intervention est arrivé et qu'on n'a plus le droit d'attendre ?

Telles sont les questions qui se posent, questions

qui demandent une prompte solution et auxquelles nous essaierons de répondre en précisant les termes autant que possible, et en formulant des règles qui pourront, croyons-nous, être d'une application facile en pratique.

En même temps que, depuis Trousseau, le champ des indications s'est agrandi, l'époque de l'opération a été reculée, tellement qu'on recommande de la pratiquer même quand l'enfant serait en état de mort apparente.

Ce retard volontairement apporté à l'opération est dû aux considérations suivantes:

1° : les opérations pratiquées tardivement donnent autant de succès que les opérations précoces.

2° : quelques enfants guérissent sans intervention chirurgicale (près de 1/10) lorsque l'on sait attendre ; on évite ainsi de leur faire courir les risques d'une opération qui, sans être très-grave, est moins inoffensive qu'on ne l'a dit.

On peut poser en règle générale qu'il faut *opérer tardivement, d'autant plus tard que l'état général est meilleur.*

1°. Dans les cas de croups de moyenne intensité, non toxiques, l'on devra se guider plutôt sur le tirage que sur les accès de suffocation, quoique ceux-ci soient plus effrayants en apparence. « C'est avec un « véritable étonnement que j'ai entendu des praticiens « dire qu'il fallait opérer dès le premier accès de suffo- « cation ; le diagnostic peut n'être pas exact. » (Archambault.)

Lorsque le tirage s'établit d'une façon continue, qu'il dure depuis longtemps (12 ou 24 heures), *qu'il va en croissant*, et que l'asphyxie menace, il faut opérer ; si le tirage, quoique durant depuis quelque temps, n'augmente pas, veiller et attendre.

S'il n'y a que des accès sans tirage ou avec peu de tirage dans l'intervalle, il faut attendre qu'on ait la main forcée, et n'opérer qu'à la dernière extrémité, lorsque l'on juge que la mort peut survenir du fait même de l'accès. On a vu parfois un enfant, mis sur la table d'opération, en être retiré non opéré, son accès ayant cessé subitement.

Cependant on pourrait opérer plus tôt si la fréquence et l'intensité des accès allaient en croissant, et surtout si le tirage augmentait dans l'intervalle des crises.

L'époque de l'opération est en rapport avec la marche plus ou moins rapide du croup. Celle-ci tient à l'activité de formation des fausses membranes, à la réaction variable du système nerveux chez les divers enfants, à l'âge du malade (en général les jeunes sujets « *s'avançent* » beaucoup plus vite que ceux plus âgés). Ordinairement les enfants que l'on opère sont malades depuis 3 ou 4 jours; mais on peut être forcé d'intervenir chez des enfants qui, quelques heures auparavant, n'avaient qu'un peu de raucité de la voix et de la toux; aussi l'éventualité d'une trachéotomie, même précoce, devra être indiquée aux parents. (Une enfant, atteinte d'angine depuis 4 jours, n'a jamais été alitée; la voix est devenue rauque le jour même; elle vient à pied au pavillon d'isolement de l'hôpital Trousseau à 4 heures du soir, et est opérée dans la nuit).

A l'hôpital on peut attendre très tard pour opérer. En ville, si l'on ne veille pas constamment le malade, et qu'ont ait tout lieu de croire qu'il ne passera pas la nuit sans être opéré, on peut pratiquer la trachéomie le soir, pour éviter les inconvénients d'une opération nocturne ou même les dangers irrémédiables pouvant résulter d'une temporisation excessive.

2° Dans les cas de diphthérie grave (croup avec angine fétide, gonflement ganglionnaire, etc.) l'opération précoce est moins désastreuse que l'opération tardive. Dans ces cas, en effet, il est rare qu'il y ait beaucoup de tirage, et on a plutôt pour but de donner largement de l'air que de combattre l'obstacle laryngé, qui le plus souvent est médiocre. On combat une asphyxie toxique, plutôt qu'une asphyxie mécanique, et il faut s'y prendre de bonne heure. D'ailleurs, plus tard l'opération est plus difficile (gonflement ganglionnaire, tuméfaction du cou), plus dangereuse (syncope, hémorrhagies) et moins efficace.

Il n'est jamais trop tard pour opérer; mais il est évident qu'on ne devra pas attendre la mort imminente. L'opération *in extremis* est une opération de nécessité, elle n'est pas un procédé de choix.

Contre-Indications. — Il n'existe pas de *contre-indication formelle* de la trachéotomie. Lorsque, par suite de l'obstacle laryngé, l'air manque à un enfant, on est *en droit* de lui en donner par l'opération, le malade fût-il dans les conditions les plus défavorables.

On ne regarde plus aujourd'hui le *jeune âge* comme une contre-indication, la trachéotomie ayant donné des succès même chez les enfants les plus jeunes. Cependant les chances de succès sont en rapport avec l'âge, la guérison étant rare au-dessous de deux ans. C'est de 3 à 7 ans que les enfants se trouvent dans les conditions les plus favorables à ce point de vue.

Les croups *morbilleux* ou *scarlatineux* guérissent rarement ; mais, si l'opération ne sauve pas toujours le malade, elle recule au moins sa mort, procure un soulagement immédiat, n'aggrave pas le pronostic général et enfin on voit quelquefois des cas de guérison.

La coexistence d'une *angine toxique* est regardée comme la seule contre-indication ; et encore aurait-on observé des cas heureux.

La *gravité de la diphthérie* n'est donc pas une contre-indication, si à un moment donné les symptômes laryngés font craindre une mort imminente.

Les conditions dont nous venons de parler ont une importance variable. La circonstance la plus défavorable est la rougeole. Aussi, lorsque l'on a affaire à un enfant jeune, sortant de rougeole, atteint depuis quelque temps de bronchite et de coryza (lesquels sont ordinairement devenus diphthériques) en un mot lorsque toutes les circonstances aggravantes se trouvent réunies, il est complètement inutile de tenter l'impossible.

D'ailleurs, même en dehors de ces cas fatalement mortels, les règles énoncées ci-dessus ne doivent être tenues pour absolues qu'à l'hôpital ; les suites de l'opération pratiquée dans de si mauvaises conditions demandent une surveillance et des soins continuels, la mort survient presque toujours, et outre la déconsidération de l'opérateur en cas d'insuccès on risque de voir l'opération repoussée par les parents s'il survient un autre cas de croup dans la famille. C'est dans ces circonstances surtout, qu'il faut avoir grand soin de prévenir l'entourage du petit malade du danger de la situation.

Pour nous résumer en une phrase, nous dirons que l'*opération est toujours excusable, elle n'est pas toujours commandée.*

CHAPITRE II.

DESCRIPTION RAPIDE ET APPRÉCIATION DES PROCÉDÉS.

L'opération est décidée; que faut-il préparer, et quel procédé doit-on employer? Quoique les préparatifs à faire soient toujours les mêmes, nous commencerons par décrire et discuter les procédés usuels, pour ne pas amener d'interruption dans la description complète de l'opération.

On a vanté un grand nombre de procédés de trachéotomie. Depuis le jour où cette opération fut faite pour la première fois chaque opérateur eut pour ainsi dire son procédé, différent des autres par le siège ou la marche de l'opération.

De toutes les méthodes proposées, trois sont restées, suivies par la presque totalité des médecins.

Actuellement la trachéotomie est pratiquée, soit d'après la méthode de Trousseau (opération lente), soit par celle de de St-Germain (opération rapide) soit plus souvent par un procédé intermédiaire, variant un peu suivant les opérateurs, et auquel on rattache ordinairement le nom de Bourdillat (1).

Nous ne parlerons, ni des autres procédés tels que celui de Chassaignac, ni des modifications que certains auteurs ont fait subir au siège ou à l'étendue de l'incision, ni des opérations faites au moyen d'instruments plus ou moins automatiques, tout au plus bons à opérer des chiens ou des cadavres.

Opération de Trousseau. — Ce fut la première qui reçut des règles fixes; elle fut pratiquée par toute une génération, et est encore maintenant assez souvent mise en usage.

Au début Trousseau opérait avec un peu moins de lenteur qu'il n'en recommande dans ses Cliniques. Plus tard il changea un peu sa pratique et décrivit l'opération à laquelle reste attaché son nom.

« Le chirurgien incise rapidement la peau, puis pénètre lentement jusqu'à la trachée dont il met à nu plusieurs anneaux. Il incise alors assez largement la

(1) M. Jules Simon l'appelle *procédé de l'index gauche.*

trachée-artère. Il faut éviter les vaisseaux et ne jamais les lier (pratique de Trousseau, de Guersant, de Bérard).

Cette ligature pourrait n'être pas sans inconvénients, d'une part en faisant courir les chances d'une phlébite, si grave dans cette région du corps, d'autre part en rendant très longue une opération qui souvent est pratiquée dans des circonstances où il est urgent de ne pas perdre de temps.

Dans les cas d'hémorrhagie, Trousseau recommande la fixation et l'incision rapide de la trachée, avec introduction du dilatateur et de la canule (in RILLIET et BARTHEZ T. I. Paris 1843).

« Je n'ai jamais vu trop de lenteur être la cause d'un accident et souvent j'ai été témoin des difficultés et des dangers d'une trachéotomie exécutée trop lestement, même quand elle était faite par un opérateur habile ». (TROUSSEAU. *Clin. Hôtel-Dieu*, T. I.).

Le procédé de Trousseau peut se résumer ainsi :

Trachéotomie inférieure; opération lente, très lente, en ayant soin, à chaque coup de bistouri, d'éponger, de regarder, d'écarter les veines. Dénudation soigneuse de la trachée ; incision et introduction de la canule avec le dilatateur.

Trousseau n'eut pas d'accidents, et vulgarisa son

procédé, qui devint opération courante. Mais de nombreux accidents arrivèrent à ses imitateurs : des enfants moururent sur la table d'opération, un grand nombre furent emportés par des complications pulmonaires. Cela tenait à ce que si les opérations étaient faites d'après le procédé de Trousseau, elles n'avaient pas toujours lieu dans les mêmes conditions, et leurs suites étaient moins bien surveillées. Trousseau opérait très tôt, et prenait des soins extrêmes ; les autres opérateurs intervenaient souvent plus tard, et prenaient moins de soins. Les règles d'hygiène (surtout l'emploi de la cravate), furent ensuite mieux observées ; mais la lenteur du procédé exposait trop souvent à la mort. Il suffit d'avoir vu faire une trachéomie in extremis pour être convaincu que l'enfant opéré suivant la méthode de Trousseau, aurait de grandes chances de rester sur la table.

Pour l'adapter à tous les cas il fallait donc modifier l'opération, et principalement en abréger la durée mais alors on s'exposait à plusieurs dangers, et surtout à l'hémorrhagie. On en arriva donc à faire la trachéotomie supérieure, qui n'expose presque pas aux pertes de sang, et l'opération fut singulièrement simplifiée. Les internes des hôpitaux d'enfants obtinrent par ces nouveaux procédés des résultats encourageants, et il en naquit une méthode mixte, intermédiaire entre l'opération lente de Trousseau, et la méthode rapide que préconisait alors Chassaignac. Ce fut ce procédé que *Bourdillat* exposa en 1867 à la Société médicale des hôpitaux.

« Après avoir reconnu la position du cartilage cricoïde et de la trachée, et l'épaisseur probable des tissus, on place l'index de la main gauche à la partie supérieure du conduit, de manière à avoir, pendant toute la durée de l'opération, un guide sûr qui permette toujours de trouver la trachée avec facilité. Puis, par un mouvement de ponction, on plonge la pointe du bistouri exactement sur la ligne médiane, au-dessous du cartilage cricoïde, à la profondeur de 1 centimètre environ, excepté chez les enfants âgés de moins de deux ans, où cette profondeur doit être un peu moins considérable ; puis on prolonge l'incision du haut en bas, dans l'étendue de 1 1/2 centimètre à 2 centimètres. On divise ainsi tous les tissus placés dans le champ de l'instrument. Ce premier temps suffit généralement à mettre à nu la trachée. Il ne reste plus qu'à ponctionner celle-ci à sa partie supérieure, toujours en se servant de l'index gauche comme guide, à donner d'emblée à l'ouverture trachéale l'étendue nécessaire, et à introduire la canule le plus rapidement possible ».

Les procédés les plus généralement décrits dans les livres classiques tiennent le milieu entre ce procédé et l'opération de *Trousseau*.

Procédé de de Saint-Germain. — Enfin il y a quelques années, le Dr *de Saint-Germain* fit connaître un procédé beaucoup plus expéditif que tous les précédents. (V. thèse de Boissier, 1877 ; *Progrès médical*, 1882).

Voici le résumé de l'opération :

Fixation du larynx ;

Ponction d'emblée dans la membrane crico-thyroïdienne, incision du cricoïde et des 3 ou 4 premiers anneaux de la trachée.

Introduction de la canule avec le dilatateur.

M. de Saint-Germain a fait cette opération avec le bistouri et avec le fer rouge ; il a abandonné ce second mode opératoire.

Après avoir indiqué très brièvement ces procédés, voyons quels sont leurs avantages et leurs inconvénients.

Le *procédé de Trousseau* est trop long pour qu'on puisse l'appliquer dans tous les cas, surtout maintenant que l'on tend à reculer le moment de l'opération. Il exige des aides et un appareil instrumental que l'on n'a pas toujours sous la main. Ce procédé qui est excellent chez l'adulte, où ordinairement rien ne presse et où les hémorrhagies peuvent être dangereuses, ne serait bon chez l'enfant qu'à la condition de choisir soi-même les cas auxquels on l'appliquerait. Comme dans certaines circonstances il peut amener des accidents graves, on doit l'abandonner en tant que procédé général.

Le *procédé de de Saint-Germain* ne peut être accusé de lenteur, au contraire, sa rapidité est son avantage capital ; reste à voir s'il offre des inconvénients.

Bien exécuté il est certainement très bon : il n'y a pas d'hémorrhagie, l'introduction de la canule est très rapide, et il est impossible (à moins d'une syncope, accident exceptionnel), que l'enfant reste sur la table. Tout au plus pourrait-on lui reprocher, en incisant le cricoïde, d'amener des troubles laryngés ultérieurs, et d'allonger un peu le séjour de la canule. Ce sont là des complications encore mal élucidées quant à leur cause, et contestées par M. de Saint-Germain.

Mais ce procédé est-il toujours facile à bien exécuter ? Il faut être très bien aidé, et sûr de l'aide qui tient la tête; un faux mouvement et tout est perdu. Il faut avoir des instruments irréprochables, car si le bistouri ne coupe pas très bien, la peau fuit devant lui et on a une incision énorme de la trachée avec simple ponction de la peau (d'où emphysème et difficulté d'introduction de la canule). S'il est peu probable qu'on puisse perforer de part en part la trachée, il arrive souvent qu'on la pique seulement à sa partie supérieure, et que l'on soit obligé de reprendre l'incision, ce qui est toujours désagréable. Enfin ce procédé semble difficile chez les tout jeunes enfants, où le cou est court, la trachée profonde et impossible à sentir extérieurement ; on est exposé à aller à l'aveugle et à avoir de mauvaises incisions qui gênent considérablement l'introduction de la canule.

En somme le procédé de Saint-Germain est bon et relativement facile chez les enfants ayant plus de 3 ou 4 ans, et qui ont la trachée superficielle. (Encore vaudrait-il mieux ne pas couper le cricoïde).

En dehors de ces circonstances, sa facilité et les avantages qu'on retire de sa rapidité ne sont qu'apparents. L'état avancé de l'enfant, la crainte d'une hémorrhagie ne doivent pas le faire préférer au procédé ordinaire, *si l'on n'est pas absolument sûr d'entrer du premier coup dans la trachée.* Au contraire, car il est plus difficile de terminer une opération de de Saint-Germain mal commencée qu'une trachéotomie ordinaire. D'ailleurs il n'y a entre les deux procédés qu'une différence de quelques secondes.

En somme, la rapidité est à peu près la même dans les deux cas (l'opération en deux temps est aussi courte, si l'on songe que la canule est introduite plus rapidement sur le doigt qu'avec le dilatateur), et la sûreté est souvent moins grande dans l'opération de de Saint-Germain. Celle-ci ne doit pas être manquée, on ne peut donc en faire une application courante, ni la conseiller, surtout aux opérateurs inexpérimentés. Lorsque l'on aura fait plusieurs trachéotomies par le procédé ordinaire, on pourra l'essayer dans des cas déterminés.

On a reproché à l'*opération de Bourdillat* de réunir à la fois les inconvénients des procédés *Trousseau* et *de Saint-Germain*. On pourrait dire aussi bien, et même plus justement, qu'elle a les qualités des deux, la sûreté du premier, la rapidité du second. Tout en allant vite, on a des incisions bonnes et suffisantes, qu'il n'est pas besoin de retoucher. La seule objection qu'on ait faite à ce procédé est la possibilité d'hémorrhagies. Il peut se faire qu'on ait en effet plus de sang que dans le procédé *de Saint-Germain*, mais l'hémorrhagie ne dure qu'un instant et est arrêtée par l'introduction de la canule dans une plaie trachéale qu'il est plus facile de faire bonne dans le procédé en deux temps. L'objection n'a aucune importance.

Le procédé que nous décrivons, procédé que nous avons employé et vu appliquer très-souvent à l'hôpital *Trousseau*, ressemble au procédé de *Bourdillat*, et un peu au procédé de *de Saint-Germain*.

Au premier il emprunte le siège et la marche de l'opération (marche un peu moins mathématique que ne l'a décrite Bourdillat).

Il se rapproche du second en lui empruntant le précepte de la fixation du larynx; il s'en écarte par le siège de l'opération (trachéotomie et non crico-trachéotomie), par l'incision en deux ou plusieurs temps, par l'absence ordinaire de dilatateur.

Il ne s'agit pas là à proprement parler d'un procédé nouveau; *c'est un assemblage des procédés existants, tel que l'opération en soit rendue plus facile et plus sûre, tout en s'appliquant à tous les cas*. Cependant il est nécessaire de le décrire tout entier et d'en exposer toutes les règles, bien que plusieurs de celles-ci ne lui soient pas spéciales, et doivent être suivies dans n'importe quelle trachéotomie.

CHAPITRE III.

PRÉPARATIFS DE L'OPÉRATION.

Les préparatifs de l'opération sont très bien indiqués par tous les auteurs. Nous n'y insisterons que dans la mesure convenable.

Aides.

Il est indispensable que l'opérateur ait deux aides au minimum; la nuit, un troisième aide sera spécialement chargé de l'éclairage.

L'aide principal sera chargé de tenir la tête ; il couche l'enfant, le maintient pendant l'opération, le relève ensuite et fixe la canule. C'est lui qui surveille l'enfant et avertit du danger. Il a une grande responsabilité, et il est essentiel que ce soit un médecin.

L'autre aide tient les membres inférieurs, et les bras qu'il ramène réunis vers le bas-ventre, après les avoir enveloppés dans le drap qui enroule l'enfant. Il est préférable, surtout si l'enfant est fort, d'avoir deux aides, l'un qui tiendra les bras, l'autre les jambes.

Ces aides, de même que celui qui est chargé de l'éclairage, devront, autant que possible, être familiarisés avec les opérations. Il faut refuser le service des femmes, des parents qui souvent s'offrent les premiers, à moins que l'on ne soit dans l'impossibilité absolue de se procurer d'autres aides. — On ne leur permettra pas davantage d'assister à l'opération.

Chambre. — Table. — Éclairage.

On peut se trouver appelé à opérer dans les circonstances les plus variées; mais, chaque fois que l'opération sera prévue, il ne faudra négliger aucune précaution pour se mettre dans les conditions les plus favorables.

On choisira pour opérer une *chambre* assez grande, et autant que possible bien éclairée.

L'enfant ne sera pas opéré dans son lit, mais sur une table. La *table* sera un peu haute et de dimensions moyennes; elle sera carrée ou rectangulaire (on peut se servir d'une table de salle à manger ronde dont les côtés se rabattent). La table doit être d'aplomb, sans roulettes, massive plutôt que légère; une table de cuisine est celle qui remplit le mieux ces conditions.

Sur la table sera disposé un *matelas* résistant; dans les hôpitaux on a un matelas dur ad hoc; en ville, ce qu'on a de mieux à faire est de disposer sur la table une série de draps pliés jusqu'à la hauteur convenable. Ce matelas improvisé sera recouvert d'une toile imperméable et d'un drap.

Le *traversin*, comme le matelas, devra être dur. On peut en faire un en roulant fortement un drap autour d'une bûche ou d'une bouteille, ou bien en serrant vigoureusement un traversin ordinaire avec une bande roulée. Le traversin doit être assez gros pour soutenir à la fois les épaules et le cou de l'enfant.

L'éclairage est d'une importance capitale dans la trachéotomie. L'opération devra de préférence être faite de jour. La table sera disposée devant une fenêtre bien éclairée, de telle sorte que les pieds de l'enfant regardent la fenêtre, et que la lumière arrive en outre un peu obliquement de gauche à droite sur le cou.

L'éclairage devient encore plus important la nuit

que le jour. « Il faut, dit M. de Saint-Germain, une véritable illumination ». On devra se défier des foyers puissants, mais uniques, par exemple d'une lampe dont la mèche peut filer, le verre se casser, qu'un coup de vent peut éteindre. Le meilleur mode d'éclairage est le rat de cave qui sera confié à un aide spécial expérimenté.

Instruments.

Les instruments qu'il faut préparer, et que l'on doit, avant de commencer l'opération, avoir à sa portée sont des canules, des bistouris et un dilatateur.

Canule. La canule à trachéotomie, après toutes les modifications qu'elle a subies (canule double, pavillon mobile, disposition en biseau de son extrémité) est à peu près parfaite. On ne peut lui reprocher que d'amener encore trop fréquemment l'ulcération de la trachée ; mais, pour éviter cet inconvénient, il faudrait rendre le biseau canulaire plus aigu, ce qui allongerait inutilement la canule, et pourrait, comme nous le verrons plus loin, devenir une cause d'accidents.

On préférera les canules mobiles du modèle de

Lüer, et l'on choisira celles dont les cordons se fixent à la plaque même, et non à de petits anneaux triangulaires, qui ont beaucoup moins de solidité.

Suivant leur calibre, les canules portent différents numéros appropriés aux différents âges :

N° 0 jusqu'à 2 ans			
1	de	2	à 3 1/2 ou 4
2	«	3 1/2 ou 4	à 5 1/2 ou 6
3	«	au-dessus de 5 1/2 ou 6 ans.	

Ces données ne sont qu'approximatives et peuvent varier chez des enfants de même âge, suivant leur force et leur taille. Aussi fera-t-on bien d'avoir à sa disposition deux canules de numéro différent.

Le n° 00 n'est presque jamais employé ; il est destiné aux enfants âgés de moins de 15 mois. Le n° 4 n'est usité que chez les adultes, on peut cependant en avoir besoin pour arrêter une hémorrhagie chez un enfant assez grand.

Pour préparer une canule, on fixe à chacun des trous de la plaque un ruban de fil d'environ 15 centimètres, au moyen d'une boucle arrêtée par un nœud bien serré. (Fig. 1 et 2.) Une autre disposition souvent usitée aussi consiste à passer à travers chacun des trous de la plaque un ruban plus long, de 40 centimètres environ, dont on noue les deux extrémités ; le nœud est ramené en arrière. Ce procédé est même meilleur en ce qu'il donne une plus grande solidité et permet d'éviter la présence du nœud dans le voisinage de la plaie.

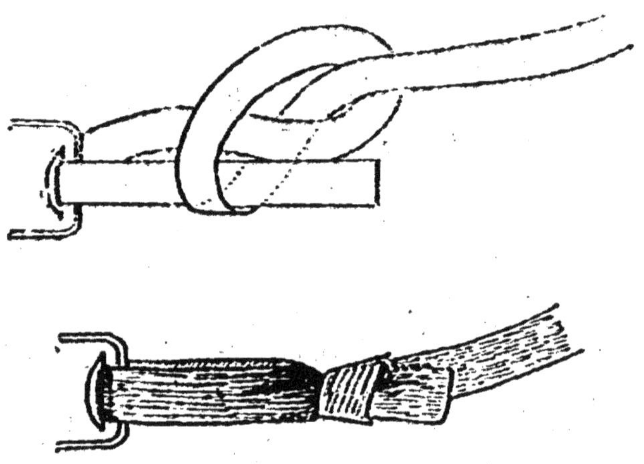

Fig. 1 et 2.

On garnit la plaque en faisant passer la canule à travers un orifice taillé dans un morceau de taffetas gommé replié en deux. Ce taffetas gommé est destiné à préserver la plaie.

Il existe d'autres modèles de canules, parmi lesquels il faut citer la canule à valves de Bourdillat et la canule à soupape. Ces deux canules pourront servir plus tard, la première pour passer à travers une plaie rétrécie, la seconde pour permettre à l'enfant de parler avant la fermeture complète de l'ouverture trachéale.

Bistouris. — Il faut avoir un bistouri droit et un bistouri boutonné.

Tous les *bistouris droits* sont bons, s'ils ont une bonne pointe et un bon tranchant. Avec les bistouris de trousse une grande partie de la lame est inutile, et peut blesser l'opérateur qui tient l'instrument près de la pointe. Aussi se sert-on communément de bistouris dits « à trachéotomie », qui ne diffèrent des bistouris ordinaires que par la brièveté de la lame et la forme de la pointe, qui est moins sujette à se briser. Ces bistouris sont à manche fixe ou mobile. Souvent on réunit sur un même manche un bistouri à trachéotomie et un bistouri boutonné. Ce n'est pas là un perfectionnement, car, si l'on veut éviter de se blesser, il faut fermer une lame pour ouvrir l'autre; c'est une perte de temps dans une opération qui doit être rapide et où l'on doit éviter les complications les plus minimes. On aura donc deux bistouris séparés.

Le bistouri cannelé et gradué, inventé par Dubar pour rendre plus facile la trachéotomie en un temps, présente peu d'avantages. Les dimensions de la lame indiquées par les graduations ne correspondent pas toujours à l'épaisseur des parties molles chez tous les enfants ; la cannelure ne rend guère plus perceptible le sifflement qui annonce l'ouverture de la trachée ; enfin les graduations finissent par ne plus être exactes du tout lorsque la pointe du bistouri a été raccourcie par plusieurs repassages.

Il est utile en effet, de faire repasser très-souvent le bistouri à trachéotomie. Il faut toujours être sûr de sa lame, l'avoir essayée et ne s'en rapporter pour cela qu'à soi-même ; c'est dire que chaque opérateur devra avoir son bistouri et s'en servir exclusivement.

Le *bistouri boutonné* ne présente rien de particulier.

Dilatateur. — Il existe une quantité considérable de dilatateurs (dilatateurs de *Trousseau*, de *Laborde*, de *Garnier*, de *Pouquet*, etc) ; chaque opérateur pour ainsi dire le fait modifier à son gré, changeant la forme ou la disposition des branches, le mode d'articulation, la courbure, etc. En somme, aucun n'est parfait. Le dilatateur à trois branches est un mauvais instrument, car la branche médiane gêne plutôt qu'elle ne facilite l'introduction de la canule.

On se sert ordinairement du dilatateur à deux branches de *Trousseau*, légèrement modifié.

Malgré sa simplicité, cet instrument est loin d'être

généralement adopté, d'autant plus que, comme nous le verrons, on peut parfaitement s'en passer. — En raison de sa forme, et de l'habitude qu'on a des pinces à pansement, il arrive souvent qu'on écarte les branches quand on veut les resserrer ; il tient mal en main ; et les branches, par leur volume, peuvent gêner l'introduction de la canule.

Si nous devions proposer un modèle de dilatateur nous supprimerions complètement les anneaux ; les extrémités des tiges seraient seulement recourbées en crochet (comme celles d'un forceps) ; on serait forcé de prendre l'instrument par son articulation, et on pourrait l'abandonner facilement. — Nous donnons pour ce qu'elle vaut cette modification, que nous n'avons pas essayée, et que peut-être d'autres ont déjà pratiquée.

Les inconvénients que nous venons d'énumérer sont plus apparents que réels et sont vite corrigés par l'usage.

Le plus grand reproche à faire au dilatateur en général est que son emploi oblige à abandonner le larynx pendant l'introduction de la canule, temps sinon le plus important, du moins le plus délicat de l'opération. En effet on introduit la canule après avoir fait asseoir l'enfant, et, pendant ce mouvement, le dilatateur peut abandonner la plaie ; il arrive même souvent qu'une des branches seule est dans la trachée. On est forcé de se servir de la main gauche pour introduire la canule, auquel cas on ne voit presque rien ; ou, si l'on tient à introduire la canule de la main droite, il faut placer la gauche dans une position absolument fausse pour maintenir le dilatateur. Ajoutez à cela les mouvements de l'enfant, beaucoup plus faciles dans la position assise que dans l'extension horizontale ; il en résulte que la sûreté de la manœuvre est beaucoup moins grande qu'on ne serait tenté de le croire.

Il arrive souvent, disent *Picot* et *d'Espine*, qu'avec le dilatateur on introduit la canule dans le tissu prétrachéal, ce qui n'a pas lieu quand on introduit la canule sur le doigt.

Cependant le dilatateur peut être utile lorsqu'il est impossible d'introduire la canule sur le doigt, dans les cas d'incision latérale, et surtout dans l'asphyxie rapide de l'enfant. Il faut alors appliquer le dilatateur et asseoir vivement le malade ; lorsqu'il est revenu à lui (par exemple après l'expulsion d'une fausse membrane qui empêchait le soulagement), il vaut mieux le recoucher et introduire la canule sur le doigt, quoiqu'on puisse aussi la passer entre les branches du dilatateur situées dans la trachée.

Sur ce point, comme sur tant d'autres, l'habitude fait beaucoup et peut compenser les inconvénients de l'instrument; la preuve en est que certains opérateurs se servent toujours d'un dilatateur.

En résumé le dilatateur n'est pas un instrument indispensable, son emploi est l'exception. Cependant, par précaution, on en aura un à sa portée.

On devra aussi se procurer: une *pince à fausses membranes*, longue pince courbe de différents modèles ; des *plumes* avec leurs barbes, tirées d'un plumeau neuf, des *plaques d'amadou*.

On aura des compresses, des éponges, de l'eau chaude et de l'eau froide pour laver l'enfant, et tout sera préparé pour les soins immédiats.

Enfant.

L'enfant, complètement nu, est roulé dans un drap et apporté sur la table d'opération, où tout est prêt. Le cou est lavé et essuyé promptement. L'enfant n'est couché sur la table qu'au moment précis où doit commencer l'opération. On lui évite ainsi la gène et les dangers qu'entrainent une position forcée et une extension horizontale prolongées.

Quant aux anesthésiques (éther ou chloroforme) leur emploi serait non seulement inutile, mais même dangereux.

CHAPITRE IV.

MANUEL OPÉRATOIRE.

Règles.

Plusieurs des règles qui suivent pourront paraitre puériles, ou pour le moins superflues. Cependant nous croyons devoir décrire toute l'opération, car chacun des points que nous indiquons a été controversé.

1° Se placer à droite de l'enfant.

2° Disposer à portée de la main *tous* les instruments dont on peut avoir besoin : bistouris droit et boutonné, dilatateur, deux canules préparées appropriées à l'âge de l'enfant, plumes etc.

3° Coucher le malade et faire tenir la tête de manière que le cou soit tendu, mais pas trop ; le cou doit être à peu près horizontal.

4° Saisir le larynx par ses faces latérales au niveau du cartilage thyroïde, comme si on voulait l'énucléer. Si, pour cela, il est nécessaire de serrer un peu, ne pas craindre de le faire. Le larynx étant ainsi tenu entre le pouce et le médius gauches et complètement immobilisé, chercher avec l'index gauche le cartilage cricoïde et appliquer l'ongle au niveau de son bord inférieur.

La main gauche ne doit plus bouger, tant que la canule n'est pas dans la trachée (donc pas de dilatateur).

5° A partir de ce moment l'opération doit être rapidement menée, et ordinairement ne dure pas plus d' 1/2 à 1 minute.

Faire exactement sur la ligne médiane, à partir de l'ongle de l'index gauche, une première incision de 2 cm. 1/2 ou 3 cm. comprenant toute la peau. Arriver rapidement sur la trachée, par une ou deux incisions semblables, aussi longues, sans se préoccuper du sang (à ce niveau on ne peut pas blesser de gros troncs). Souvent une seule incision suffit pour arriver sur la trachée.

Comme ordinairement on ne voit rien, sentir la trachée avec l'index gauche ; guider le bistouri sur ce doigt, ponctionner la trachée et inciser sans compter les anneaux (que l'on ne distingue pas le plus souvent), mais en faisant d'un seul coup de bistouri une incision médiane et assez longue pour admettre le doigt.

Si l'incision est trop petite, débrider en bas avec le bistouri boutonné.

6° Il ne reste plus qu'à introduire la canule. Prendre la plus grosse, la saisir de la main droite (la gauche ne bouge pas) et *la glisser sur l'index gauche, situé dans la plaie, et que l'on retire à mesure qu'on introduit la canule.*

Ordinairement la canule entre tout droit, si on ne se presse pas, et son introduction est annoncée par le bruit canulaire.

Si après une ou deux tentatives la canule n'entre pas et que l'enfant étouffe, placer le dilatateur, laisser revenir l'opéré, et introduire ensuite la canule. Si, la canule étant en place, on n'entend pas le bruit canulaire, introduire une plume pour exciter des efforts de toux ou pour amener l'expulsion d'une fausse membrane qui obstrue le conduit.

7° La canule introduite, lâcher alors seulement le larynx, et asseoir l'enfant en maintenant la canule de la main droite, jusqu'à ce que les cordons soient bien fixés.

Procéder ensuite aux soins immédiats.

Commentaire.

1° *Se placer à droite de l'enfant.* — La position à gauche rend l'opération beaucoup plus difficile; la fixation de la trachée est impossible, l'incision doit être faite de bas en haut et on limite ainsi moins bien son étendue et sa profondeur; enfin la saillie du menton gêne la main de l'opérateur. Les mêmes difficultés existent pour l'introduction de la canule.

Cette position est au contraire la plus commode pour les gauchers.

2° Les instruments doivent être à portée; autrement, pour les chercher, il faut abandonner l'opération, faute d'où peuvent résulter les plus graves accidents. Il n'est pas besoin d'un aide spécial pour passer les instruments que l'on choisit plus vite soi-même. Comme on n'a pas à craindre ordinairement les mouvements de l'enfant, le mieux est de les placer sur la table même d'opération.

3° L'enfant sera couché de telle sorte que le traversin supporte à la fois les épaules et le cou, et doit être solidement maintenu.

Manières de tenir la tête : les mains appliquées latéralement, les pouces ramenés sur le front (manière habituelle) ; ou une main sur le front, l'autre sous la nuque (BARTHEZ).

Les doigts de l'aide ne dépasseront pas les maxillaires, pour ne pas gêner l'opérateur. La tête doit rester dans la même position jusqu'à la fin de l'opération, alors l'aide assied l'enfant et attache les cordons de la canule.

Dans les cas où un vésicatoire ou un emplâtre de thapsia avait été appliqué sur le cou (*ce qui n'est que trop fréquent*), il faut laver la région avec soin, la débarrasser de la ouate, de la graine de lin qui la recouvrent, et essuyer soigneusement la peau, pour que les doigts ne glissent pas.

4° *La fixation du larynx* est d'une importance capitale.

Elle est plus ou moins facile, suivant l'âge, le degré d'embonpoint de l'enfant, l'état des parties avoisinantes.

Chez les tout jeunes enfants il est difficile de maintenir le larynx, à cause de son petit volume et de sa faible résistance ; une compression un peu forte ajoute à l'asphyxie. Cet inconvénient n'existe pas chez les sujets plus âgés. — C'est surtout l'embonpoint qui crée des difficultés, il en est de même des efforts, dans lesquels les sterno-mastoïdiens se contractent violemment. Si, l'enfant étant couché, le larynx ne fait pas de saillie extérieure, et qu'il soit difficile de le fixer en déprimant la peau parfois trop tendue, il est bon de le saisir l'enfant étant assis et la tête penchée; on couche ensuite le malade sans lâcher le larynx et l'on arrive à le maintenir très bien.

Quand il existe du gonflement du cou (ganglions, abcès), il est presque impossible de fixer le larynx, les masses indurées comblant les dépressions latéro-laryngiennes; mais alors l'organe est pour ainsi dire fixé pathologiquement.

Plusieurs auteurs recommandent, non pas de saisir le larynx, mais simplement de marquer avec l'ongle le bord inférieur du cartilage cricoïde, où commencera l'incision. Ce moyen est tout à fait insuffisant, et même la pression du doigt, loin de fixer la trachée, peut la faire dévier dans un sens ou dans l'autre.

La main qui tient le larynx ne doit pas bouger : il est en effet très facile, contrairement à ce qu'on pourrait croire, de perdre une incision de la trachée, surtout si elle est latérale; une incision médiane très petite sera beaucoup plus facilement retrouvée qu'une grande incision latérale. Si l'on abandonne le larynx, on perd du temps, on peut être contraint de faire une seconde incision trachéale, la concordance des plaies peut se détruire et l'emphysème en résulter.

Le larynx fixé, on cherche le cartilage cricoïde, immédiatement au-dessous de la dépression crico-thyroïdienne, très facile à sentir. Il n'est pas besoin de compter toutes les saillies à partir du menton ou du sternum.

Dans le cours de l'opération, le rôle de la main gauche ne diminuera pas d'importance : elle vient de fixer le larynx ; elle va déterminer l'origine de l'incision, elle va en apprécier la longueur et la profondeur, elle va conduire dans la trachée, guider en cas de besoin le bistouri boutonné, enfin jouer le principal rôle dans l'introduction de la canule. Dans certains cas d'incision latérale, l'ongle de l'index gauche pourra même faire une dilatation parfaite qui rachètera les défauts de l'incision.

5° *La marche et la durée de l'opération* varient suivant le procédé employé. Ici la marche est rapide, et tout en apportant le plus de sûreté possible à l'opération, on ne perdra pas son temps à des déterminations inutiles. On coupe la peau, et on arrive rapidement sur la trachée, en 1, 2, 3 coups de bistouri, la chose importe peu. L'important est de couper en deux temps séparés la peau et la trachée, qui offrent une résistance différente. Quant aux parties intermédiaires l'opérateur ne doit pas en prendre souci, il les comprendra dans la première ou dans la dernière incision, ou bien il pourra à son gré les couper à part. Arrivé sur la trachée, il ponctionnera au-dessous du cricoïde, en se guidant toujours sur l'index gauche.

Il est souvent presque impossible de reconnaître avec le doigt tel ou tel anneau de la trachée, et de ponctionner, comme le recommandent certains auteurs dans le 2e, dans le 4e espace. De même on ne connaît pas le plus souvent le nombre d'anneaux coupés; l'incision sera convenable quand elle admettra l'extrémité de l'index gauche.

Dès que la trachée est ponctionnée, il se produit un sifflement souvent assez intense pour faire croire (surtout aux débutants), que la trachée est largement ouverte ; si alors on retire le bistouri et que l'on essaie d'introduire la canule, celle-ci ne passe pas. Il faut inciser lentement, tant que l'extrémité de l'index gauche ne pourra pas entrer dans la trachée. On apprend vite à juger approximativement de la grandeur de l'incision d'après l'intensité et la hauteur du sifflement. A ce moment aussi, l'enfant fait des efforts, et l'air sortant bruyamment de la plaie, entraîne du sang qui éclabousse l'opérateur et les aides; il faut avant tout ne pas perdre son sang-froid et ne pas commettre la faute d'abandonner même momentanément l'opération qui est en bonne voie.

Dans le cas d'incision trop petite, on débride en bas (à moins que l'on ait fait la trachéotomie inférieure, auquel cas on débride en sens inverse). Comme pour l'incision première, l'index gauche sert de guide; on devra autant que possible suivre la direction de l'ouverture commencée, pour éviter une incision brisée.

Les débutants ont une tendance naturelle à dévier en bas et à droite; il faut en être prévenu, car *de la situation médiane de l'incision dépend l'introduction facile de la canule.*

6º *Introduction de la canule.* — « Ce temps, de l'opération demande beaucoup de sûreté et de sang-froid. Il faur savoir se hâter lentement » (Picot et d'Espine).

La main droite, qui tient la canule par le pavillon, la présente à la plaie en dirigeant l'extrémité de l'instrument en arrière, vers la colonne vertébrale, et non pas en bas, vers le sternum. L'index gauche, qui dilate la plaie trachéale, guide la canule à laquelle il fait place, et c'est seulement lorsque celle-ci est engagée, dans la trachée, qu'on fait remonter le pavillon; faute de quoi, on introduit la canule dans le tissu cellulaire.

L'introduction réussie de la canule est annoncée par le bruit canulaire. Cependant ce bruit peut se produire quand la canule n'est pas encore dans la trachée, ou manquer alors même qu'elle y est profondément située.

Dans le premier cas, le bruit se produit parce que les orifices de la canule et de la plaie sont juxtaposés; l'introduction est alors l'affaire de quelques secondes; la canule entre par tâtonnements, si l'incision est suffisamment grande.

L'absence de bruit canulaire peut tenir, soit à ce que l'enfant ne respire plus, soit à ce qu'une fausse membrane oblitère l'extrémité de la canule. L'introduction d'une plume fera ordinairement cesser ces accidents sinon on pourra faire la respiration artificielle, et, dans la seconde occurrence introduire une pince à fausses membranes, ou même retirer la canule et placer le dilatateur; il est rare alors que la membrane qui fait obstacle ne soit pas expulsée.

7° L'aide qui tient la tête relèvera l'enfant, et *fixera les cordons de la canule* au moyen d'un nœud en rosette. Il s'assurera auparavant que les cordons sont suffisamment tendus, et qu'ils ne se croisent pas au niveau du pavillon de la canule, sans quoi celle-ci se déplacerait au premier mouvement.

L'observation exacte des temps que nous venons de décrire n'est pas absolument nécessaire pour faire une bonne trachéotomie, mais elle rendra extrêmement rares les accidents qui arrivent aux plus brillants opérateurs, accidents dus parfois à l'omission d'un détail en apparence insignifiant.

CHAPITRE V.

FAUTES OPÉRATOIRES.

A. — Incisions vicieuses.

I. *Incision de la peau.* — Il ne faut pas la faire trop grande (qu'elle n'ait pas plus de 3 1/2 ou 4 cm.) On trouve encore recommandées dans beaucoup d'auteurs des incisions bien plus longues ; ordinairement les incisions, même de dimensions exagérées, se cicatrisent bien ; mais avec les grandes incisions, la contention de la canule est moins assurée, les hémorrhagies sont plus abondantes, la diphthérie de la plaie est plus étendue, et partant plus grave.

Si l'incision est trop petite (ce qui arrive surtout dans l'opération en un temps, où la peau fuit devant un bistouri imparfaitement affilé), il faut l'agrandir plutôt que de se hâter d'introduire la canule, car la disproportion des incisions est une cause d'emphysème.

L'*incision des parties molles* n'offre aucune difficulté ; les parties molles sont ordinairement coupées soit avec la peau, soit avec la trachée. On les coupe franchement sur la ligne médiane, sans se préoccuper des aponévroses, des interstices musculaires, ni même du corps thyroïde dont la section passe généralement inaperçue chez l'enfant. Ne pas perdre de temps à lier les grosses veines, que l'on coupera si on ne peut les éviter ; achever l'opération, et introduire la canule. (Vr plus loin, *Hémorrhagies*).

II. Incision de la trachée.

a : Incisions trop grandes ; pouvant intéresser le cartilage thyroïde, la membrane crico-thyroïdienne, le cricoïde.

Inconvénients : Hémorrhagie plus abondante par section de vaisseaux plus nombreux.

Contention imparfaite et issue de la canule, quelquefois difficulté d'introduction de la canule dont le bec

ressort quand on élève le pavillon.
Emphysème, soit par issue de la canule, soit parce que l'air passe entre la canule et les bords de la plaie).
Production plus fréquente des polypes de la trachée.
Altérations consécutives de la voix.

b: Incisions trop petites; l'ouverture doit admettre le bout du doigt.

Inconvénients: perte de temps; nécessité d'agrandir et de choisir le sens de l'incision libératrice.

La seconde incision peut ne pas continuer exactement la première, d'où incision brisée gênant l'introduction de la canule.

Ne pas s'obstiner à introduire la canule quand même. Si l'enfant asphyxie, placer le dilatateur et asseoir un instant l'enfant; terminer ensuite l'opération.

c: Incisions trop hautes, rares, faites seulement par des opérateurs inexpérimentés.

Mêmes inconvénients que les incisions trop grandes.

Les continuer en bas jusqu'à ce que le prolongement trachéal de l'incision puisse admettre une canule (il n'est pas permis d'introduire une canule dans le larynx).

d : Incisions trop basses; Lenteur et difficulté de l'opération résultant de la profondeur de la trachée. Hémorrhagies fréquentes et parfois très graves (artère thyroïdienne de Neubauer ; blessure du tronc brachiocéphalique et mort subite).

e : Incisions latérales, (FRÉQUENTES) ; Les incisions obliques ou latéralisées sont faites souvent par les débutants. Ordinairement on dévie en bas et à droite ; quelquefois petite plaie de l'œsophage vers la partie inférieure de l'incision.

Difficultés plus ou moins grandes pour introduire la canule.

Les incisions latérales sont droites ou gauches.

Les premières, plus fréquentes, rendent l'introduction de la canule très difficile ; on est ordinairement obligé de se servir du dilatateur.

Les incisions latérales gauches ont moins d'inconvénients : on soulève avec l'ongle de l'index gauche la lèvre droite de la plaie, et la canule, introduite d'avant en arrière et de gauche à droite, pénètre d'ordinaire assez facilement.

f: Incisions multiples; se font dans les cas d'incision trop courte ou d'incision latérale perdues. En essayant d'agrandir l'incision première, de la rectifier,

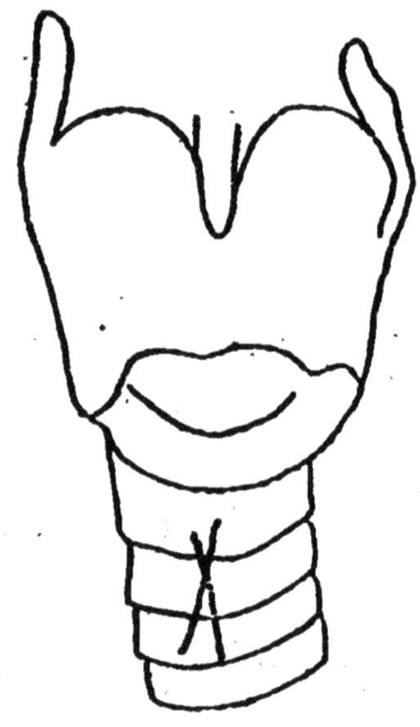

Fig. 3.

ou même volontairement, on fait parfois deux incisions. Les deux incisions peuvent se réunir par un point, et forment alors un *éperon*, qui, surtout lorsque sa pointe regarde en haut (*fig.* 3), gène considérablement l'introduction de la canule dans la trachée même largement ouverte. Le dilatateur pourra encore rendre des services dans ces cas.

g : Incisions trop ou pas assez profondes ; se voient surtout dans l'opération en un temps.

Si la partie de la lame agissante est trop courte, l'incision intéresse seulement la partie supérieure de la trachée, celle-ci devenant plus profonde à mesure qu'elle descend. Si l'on donne trop de longueur à la lame, il est facile de léser la partie postérieure de la trachée, et même de perforer l'œsophage. Cette perforation est annoncée par le rejet des aliments par la canule. Ordinairement cette plaie est très petite ; il est extrêmement rare qu'elle laisse la canule s'engager dans l'œsophage. Mais il faut savoir que quelle que soit sa dimension, elle est presque toujours mortelle.

Dans l'opération en deux temps, ces fautes ne doivent pas arriver, car on coupe la trachée en se guidant immédiatement sur sa paroi antérieure.

h : Les incisions perdues, se présentent dans le cas où la trachée mal fixée a dévié sous le couteau, dans le cas d'incision latérale de la peau ; quand, n'ayant pas tout sous la main, on abandonne momentanément le larynx.

Les incisions latérales, même très grandes, peuvent se perdre ; les incisions médianes, même petites, se retrouvent toujours. Lorsqu'on ne peut retrouver une incision, mieux vaut ne pas trop en prolonger la recherche, et en faire une nouvelle. La canule une fois introduite, la première incision n'aura pas de gravité.

B. — Fautes dans l'introduction de la canule.

L'*introduction dans le tissu cellulaire* en avant ou à côté de la trachée, est assez commune.

Une trop grande précipitation à introduire la canule, la trachée n'étant pas suffisamment ouverte, ou à en redresser le pavillon, l'extrémité de l'instrument n'étant pas assez engagée peut le faire glisser en avant. Si l'on emploie le dilatateur ses branches peuvent se trouver mal placées, l'une restant en dehors de la trachée ; quand on les écartera la trachée sera déviée et la canule glissera forcément à côté, dans le tissu cellulaire.

Souvent cette fausse route se produit si facilement qu'il semble que la canule soit dans la trachée. Mais la continuation ou même l'aggravation de la dyspnée (par compression de la trachée), l'absence de bruit canulaire doivent attirer l'attention. Si une plume introduite dans la canule s'engage librement, la canule est bien dans la trachée et alors l'absence du bruit canulaire tient à l'apnée ou à la présence d'une fausse membrane ; si on ne peut l'introduire profondément, et qu'elle revienne coudée, la canule n'est pas dans la trachée, et il faut en recommencer l'introduction.

Dans certains cas, la canule étant mal placée la respiration peut se faire par la plaie cutanée, derrière la plaque de la canule, mais difficilement comme on le conçoit ; les enfants peuvent vivre plusieurs heures, on en a même vu passer la nuit ainsi ; mais il se fait ordinairement un emphysème considérable. Cependant la moindre attention fera voir que l'air ne sort pas par la canule, et l'introduction d'une plume permettra de faire cesser un état extrêmement dangereux, et se terminant le plus souvent par une mort rapide. Dans un cas douteux on pourra placer devant la canule la flamme d'une bougie.

C'est surtout dans les cas où la trachée sera profonde et le tissu cellulaire abondant que l'on devra redoubler de précautions pour éviter la faute dont nous parlons.

Certains accidents qui se sont produits d'une façon tout à fait exceptionnelle, tel que le refoulement par la canule de la muqueuse trachéale décollée (Moizard) ou d'une fausse membrane tubulée très épaisse (de Saint-Germain) doivent être mentionnés ici, mais en raison de leur rareté nous n'insisterons pas.

Issue de la canule une fois mise.

Causée par : plaie trop étendue,
brièveté de la canule,
précipitation dans le relèvement de l'enfant, (si la canule n'est pas bien maintenue de la main droite),
laxité ou entrecroisement des cordons, (surtout s'il se produit des efforts de toux) ;

Survenant plus tard, elle peut être due au gonflement inflammatoire de la plaie. Dans ce cas celle-ci est généralement agrandie et la respiration peut se faire bien sans canule ; mais il faut une surveillance constante.

C. — Causes des fautes opératoires.

La plupart du temps, les fautes opératoires surviennent parce que l'on ne suit pas les règles, et que l'attention est détournée de l'opération par l'état de l'enfant.

L'opération est commencée avant la fixation exacte du larynx surtout quand il y a gonflement du çou, grande épaisseur des parties molles, résistance de l'enfant. Nous avons recommandé dans certains cas de saisir le larynx avant de coucher le malade.

Cette fixation n'est pas maintenue à cause des mouvements de l'enfant, ou de l'absence d'un instrument non préparé d'avance.

On se hâte d'arriver sur la trachée sans une incision superficielle suffisamment grande.

Les hémorrhagies, l'asphyxie causent une précipitation qui en fin de compte ne fait ordinairement que retarder l'introduction de la canule.

Dans la trachéotomie, l'opérateur doit faire abstraction de l'enfant (la surveillance en est confiée à l'aide qui tient la tête), pour être tout entier à l'opération qu'il ne pourra interrompre que si le malade est positivement en danger de mort.

Des opérations malheureuses.

Si l'opération n'a pu être menée à bien dans le temps voulu par suite d'une faute commise, que malgré des tentatives réitérées la canule n'a pas pu pénétrer, la situation devient des plus périlleuses. Toutes les conditions défavorables se trouvent en effet réunies.

L'ouverture faite à la trachée est perdue ou celle-ci est au contraire lardée, pour ainsi dire, d'incisions multiples dont aucune n'est suffisante, l'enfant est depuis longtemps sur la table et il a perdu une grande quantité de sang ; quelquefois il a complétement cessé de respirer.

Le danger presse, l'opération doit être achevée immédiatement.

Dans ce cas il ne faut pas hésiter à couper hardiment, à donner du jour à la plaie trachéale, à l'agrandir si c'est nécessaire, ou même à en faire une nouvelle médiane et suffisante.

Alors la canule pourra être introduite rapidement et cependant malgré toute sa hâte on se verra souvent obligé à pratiquer la respiration artificielle.

CHAPITRE VI.

ACCIDENTS IMMÉDIATS

A. — Hémorrhagies.

Pendant l'opération, il est rare que l'enfant ne perde pas un peu de sang, mais l'hémorrhagie est ordinairement peu grave.

Les hémorrhagies artérielles sont rares (artère thyroïdienne de Neubauer, anomalies artérielles telles que dans le cas de Richet, rapporté par Archambault, art. Croup); rares surtout dans la trachéotomie supérieure; cependant il ne faut pas aller trop haut (blessure des branches artérielles qui perforent la membrane crico-thyroïdienne).

Les hémorrhagies veineuses sont de beaucoup plus communes : tantôt elles se font en nappe, tantôt en un jet qui peut atteindre le volume d'une plume. Souvent, avant de commencer l'opération, on voit saillir sous la peau de grosses veines tendues qui peuvent avoir le calibre de la jugulaire externe ; dans ce cas on essaie de les éviter en tirant un peu sur la peau, ou en déviant très légèrement le bistouri. Mais on est ordinairement obligé de les couper et dans la profondeur on en rencontre d'autres aussi volumineuses. Que convient-il de faire dans ces cas ? Beaucoup ont proposé et même commandé de lier : d'autres de placer des pinces à pression continue, ou de cautériser. Maintenant, toutes ces pratiques sont abandonnées. Trousseau a montré que le meilleur moyen d'arrêter l'hémorrhagie est d'introduire rapidement la canule ; il faut, dit-il, fixer le larynx, inciser rapidement la trachée, et introduire le dilatateur et la canule. Il repousse la ligature.

Donc, quand il y a une hémorrhagie, se hâter de terminer l'opération et introduire la canule la plus grosse ; l'hémorrhagie cessera. Sur plus de cent cas, nous avons vu seulement une fois l'hémorrhagie être inquiétante ; l'enfant guérit, et fut même opérée une seconde fois avec succès au cours d'une récidive, trois mois après la première opération.

Nous avons dit que la possibilité prévue d'une

hémorrhagie ne doit pas faire préférer le procédé en un temps, si l'on n'est pas absolument sûr de le réussir, car l'opération est longue en cas d'insuccès, et une certaine quantité de sang peut s'introduire dans la trachée ouverte d'emblée mais imparfaitement.

Après l'introduction de la canule. Lorsque l'hémorrhagie persiste après l'introduction de la canule, (et elle n'est alors jamais abondante), le sang peut couler soit autour de la canule, soit par son orifice.

Lorsque le sang coule seulement autour de la canule on dispose une ou deux plaques d'amadou derrière la plaque de la canule, dont on serre un peu plus les cordons. L'hémorrhagie s'arrête rapidement.

Lorsqu'après l'introduction de la canule, l'enfant est pris d'une toux incessante, et qu'il rejette à chaque effort des filets ou même un jet de sang, il faut retirer la canule et introduire séance tenante la plus grosse qui pourra passer (c'est pourquoi on doit toujours en préparer deux de calibre différent) ; on aura quelquefois un peu de peine, mais on en sera récompensé par le succès constant de cette manœuvre.

Si les hémorrhagies se répètent à chaque changement de canule, on pourra toucher les bords de la plaie avec des astringents, et faire un traitement général approprié.

La ligature ne pourra être utile que dans les cas exceptionnellement rares de blessure d'une grosse artère anormale, et elle ne sera guère possible que si l'opération est faite en deux temps.

B. — Emphysème.

L'emphysème est un accident assez rare.

Causes : Incision insuffisante de la peau, incision trop grande de la trachée.
Défaut de parallélisme des incisions.
Profondeur de la trachée (surtout si pendant l'opération l'enfant se débat ou fait des efforts violents).
Introduction de la canule dans le tissu cellulaire.
Issue de la canule.

Quant à l'influence du procédé opératoire sur l'apparition de l'emphysème on peut dire qu'il est peu fréquent dans l'opération de Trousseau, malgré la profondeur de la trachée, à cause de l'étendue des premières incisions ; — très rare dans l'opération usuelle, où la trachée est superficielle, bien fixée, et ou l'incision cutanée est suffisamment large ; — relativement fréquent dans l'opération en un temps, à cause de l'incision trop souvent insuffisante de la peau.

L'emphysème peut apparaître très rapidement, parfois au premier coup de bistouri donné dans la trachée ; ou bien après l'opération, quand la canule vient à se déplacer. Il s'étend plus ou moins, mais assez vite, et peut envahir le cou, la face, la partie antérieure du thorax, et même dans des cas très rares, se généraliser. Il est très facile à reconnaître par le gonflement et la crépitation caractéristique des parties envahies.

Sa gravité est en raison directe de son étendue ; ordinairement il est limité, peu grave, et se résout rapidement sans accident.

En cas d'emphysème, complication plus effrayante par son développement subit que par ses suites, terminer l'opération rapidement, et ne pas craindre d'agrandir les incisions, surtout celle de la peau.

C. — Asphyxie. — Apnée.

Dans les cas pressés, lorsque l'opération n'est pas conduite assez rapidement et dure quelques minutes, lorsqu'on a couché l'enfant sur la table plutôt qu'il ne faut, — il peut arriver que la respiration gênée par la position horizontale, l'extension du cou, la compression du larynx par les doigts de l'opérateur, s'embarrasse de plus en plus et finisse par s'arrêter, l'enfant étant en asphyxie complète et en état de mort apparente. Bien des enfants, opérés dans ces conditions par le procédé de Trousseau, resteraient ainsi sur la table ; il faut donc user d'un procédé rapide.

D'autres fois l'enfant cesse tout à coup de respirer, avant même que l'opérateur soit arrivé sur la trachée.

C'est plutôt l'aide qui tient la tête que l'opérateur lui-même qui doit surveiller l'état de l'enfant et prévenir du danger. Le chirurgien doit alors en tous cas terminer vite l'opération, introduire la canule, ou, si elle n'entre pas facilement, placer le dilatateur et asseoir l'enfant, essayer de le ranimer ; quelquefois il suffit de frapper les joues avec la main ou avec une compresse mouillée. Mais dans bien des cas, il est nécessaire de recourir à la respiration artificielle.

L'opération étant terminée, et la canule fixée rapidement, on ôte le traversin ; le chirurgien attire l'enfant en arrière jusqu'à ce que sa tête soit un peu abaissée et le cou modérément tendu. Il produit alors des mouvements respiratoires en fléchissant et en étendant alternativement les bras de l'enfant, auxquels il fait décrire les plus grands mouvements possibles. Chaque fois qu'il ramène les bras sur la poitrine de l'enfant, un aide presse en même temps le ventre et la base du thorax pour produire l'expiration.

La respiration artificielle doit être préférée aux révulsifs, aux injections d'éther, à la faradisation du diaphragme, qui ne donnent que peu ou pas de résultats. Il faut la continuer avec persévérance, pendant un 1/4 d'heure, une 1/2 heure. Au bout de ce temps, l'enfant ne reviendra plus à lui, s'il n'a pas fait une inspiration spontanée, quoiqu'on puisse le faire respirer et lui conserver une apparence de vie pendant une, deux heures, et peut-être plus.

Ordinairement, après quelques mouvements respiratoires provoqués, l'enfant fait par moments une inspiration ; les yeux qui parfois étaient devenus complètement ternes, reprennent leur éclat ; la cornée redevient sensible, l'opérateur sent sous ses mains les muscles du bras et de la poitrine se contracter, et en continuant la respiration artificielle pendant quelques minutes encore, l'enfant revient complètement à lui ; c'est alors qu'il faut le stimuler et le réchauffer.

Il est rare que les enfants guérissent lorsque l'on a mis 20 ou 30 minutes à les faire revenir à la vie ; ordinairement ils meurent quelques heures après l'opération.

En tout cas, on ne quittera pas l'enfant avant de l'avoir vu respirer convenablement

D. — Syncope.

« On a vu des enfants mourir subitement par syncope au milieu de l'opération, et tous les moyens employés pour les ranimer échouer ». (Picot et d'Espine). Cet accident est heureusement beaucoup plus rare que l'apnée.

CHAPITRE VII.

SUITES DE L'OPÉRATION

État de l'enfant après l'opération

Ordinairement le soulagement est complet et immédiat, et après quelques efforts de toux dans lesquels l'opéré rejette un peu de sang et souvent des fausses membranes, la respiration devient très calme. Le tirage cesse, le teint reprend un peu de coloration ; l'enfant, qui a conscience de son amélioration, sourit plutôt qu'il ne pleure, et parfois même il tend les bras vers celui qui vient de l'opérer.

D'autres fois le soulagement n'est pas immédiat ; l'enfant à des quintes de toux très pénibles, et porte la main à son cou comme pour en arracher un obstacle qui gêne sa respiration ; l'air passe mal dans la canule, et par moments est arrêté. C'est qu'il existe alors une fausse membrane qui bouche l'extrémité interne de la canule. On essaiera de dégager le conduit en introduisant une plume, ou on tentera d'extraire avec une pince à fausses membranes les produits diphthériques qui s'opposent au libre passage de l'air.

Enfin dans les cas de diphthérie grave, ou de croup opéré en asphyxie complète, il peut n'y avoir aucun soulagement : le tirage persiste, l'œil reste terne et le teint plombé. L'enfant n'a ni la force de rester assis, ni celle de tousser pour rejeter les fausses membranes qui revêtent sa trachée, et le sang noirâtre qui coule en bavant de sa plaie.

Dans ces cas, on a conseillé pour stimuler l'état général de faire une ou plusieurs injections d'éther. Cette pratique, bonne dans les cas d'asphyxie mécanique simple, ne nous paraît avoir aucune action dans la diphthérie. On pourra, on devra même l'employer, mais sans trop d'espoir. Le mieux à faire est de réchauffer le malade et de lui faire absorber une assez grande quantité de vin ou d'une potion alcoolique.

Soins immédiats.

Il est bon dans tous les cas, de faire boire un peu

d'un vin chaud et sucré, de vin de Bagnols par exemple, à l'enfant, en quantité variable suivant son âge ; il est bien rare que l'opéré refuse de boire.

L'enfant est soigneusement lavé avec de l'eau tiède et essuyé.

On dispose ensuite autour du cou une *cravate* de mousseline passant au devant de l'orifice de la canule. C'est là une précaution *indispensable* sur laquelle Trousseau a beaucoup insisté, et avec raison. A l'hôpital Trousseau, on remplace avantageusement cette cravate par un petit fichu fait d'une compresse pliée en triangle, et dont on noue les angles derrière le cou par un nœud simple. Elle doit passer au devant de la canule, mais sans être appliquée immédiatement sur elle. La compresse a sur la tarlatane l'avantage de ne pas se recroqueviller, et de ne pas former, quand elle est mouillée par les liquides qui sortent de la canule, une sorte de corde qui ne protège qu'imparfaitement l'ouverture canulaire.

La cravate a en effet pour but de tamiser et d'échauffer l'air qui arrive dans la trachée, et d'empêcher l'introduction de corps étrangers. Les complications pulmonaires sont fréquentes quand on n'en surveille pas l'application.

Cette cravate sera changée chaque fois qu'elle sera

sale, et ne devra pas reservir avant d'avoir été soigneusement désinfectée.

L'enfant est ensuite vêtu de linge propre et reporté dans son lit ; on lui laisse la tête un peu basse, s'il est lent à se remettre. Ordinairement il ne tarde pas à s'endormir. Ce sommeil doit être respecté ; on évitera à l'enfant toute espèce d'émotions, et à l'hôpital au moins, ce n'est qu'après plusieurs heures que l'on permettra aux parents de venir voir le petit malade.

Hygiène des opérés.

L'*hygiène* est d'une importance capitale après l'opération.

La *chambre* du malade sera grande, bien aérée et éclairée. La température sera de 16 à 18° centigrades. L'atmosphère sera maintenue humide par une bouilloire établie en permanence. On pourra de temps en temps purifier l'air par des pulvérisations phéniquées. Il faudra en ville songer à toutes ces précautions, qui sont prises d'office à l'hôpital.

Nous avons parlé des soins immédiats et de l'importance de la cravate.

L'enfant sera veillé par une personne expérimentée.

Sur une table, près du lit, on disposera les objets de pansement : des compresses, un crachoir à demi rempli d'eau, un écouvillon, et une canule préparée du même numéro que celle que porte l'enfant.

Au début, on évitera à l'opéré toute émotion; les visites des parents seront courtes et peu fréquentes. Par contre, on essaiera de donner un peu de gaîté à l'enfant, en lisant sur ses lèvres les désirs qu'il ne peut exprimer, en lui procurant les jouets qu'il aime le mieux.

L'*alimentation* est très importante. Les jeunes enfants seront nourris exclusivement au lait, et leur alimentation sera réglée comme fréquence et comme quantité. Les enfants plus âgés prendront du lait, des bouillons, des potages; on insistera en même temps sur les toniques; on ne craindra pas de leur donner par jour un demi-litre de vin et de 30 à 60 grammes d'eau-de-vie, suivant les circonstances. Au bout de quelques jours, l'opéré pourra prendre des soupes épaisses, et il reviendra peu à peu à l'alimentation habituelle. La question de l'alimentation cause souvent, comme nous le verrons, de graves embarras.

L'enfant restera au lit jusqu'à l'ablation de sa canule, à moins qu'il ne la porte depuis très longtemps, et qu'une autre cause que la diphthérie en empêche l'enlèvement. On commencera par asseoir l'enfant dans un fauteuil pendant quelques heures; puis on lui permettra de se promener et de jouer dans la chambre; il faudra éviter toute cause de refroidissement. On devra surtout redoubler de précautions, vêtir chaudement l'enfant et lui entourer le cou d'une cravate, lorsque, la plaie étant fermée et presque cicatrisée, on lui permettra, par un beau temps, de sortir un peu; on hâte quelquefois ainsi la cicatrisation d'une plaie lente à se fermer.

Modifications des symptômes.
Signes pronostiques.

Nous avons vu comment se modifient, immédiatement après l'opération, l'état local et l'état général. Il faut maintenant étudier chaque symptôme, et en tirer des signes pronostiques suivant les différents cas. Ces données ont été fort bien établies par tous les auteurs, et en particulier par Trousseau. Sans y rien ajouter, nous essaierons seulement de faire ressortir leur valeur relative, et de ne pas perdre dans leur exposition le point de vue pratique.

Les symptômes dont nous allons parler doivent être étudiés soigneusement pendant plusieurs jours, car, en dehors des circonstances occasionnelles de l'opération (âge et état de santé antérieur de l'enfant, forme du croup, etc) le pronostic ne peut être porté avec une certaine exactitude avant le 4e ou le 5e jour, et encore les complications surviennent-elles trop souvent lorsque tout semblait aller bien. On ne peut véritablement dire un enfant guéri, que lorsqu'il est sorti de l'hôpital ou qu'il a pu reprendre son genre de vie habituel.

Après l'opération, avons-nous dit, l'enfant s'endort ; l'inquiétude, l'agitation après l'opération ne sont pas de bon augure. Pendant le sommeil, on peut étudier l'état de l'opéré, ce moment sera même préférable; car, à l'état de veille, l'enfant ému par le souvenir de l'opération peut se troubler au point que tous les symptômes se modifient, et fassent croire à un état beaucoup plus grave qu'il n'est en réalité.

Respiration. — La respiration doit diminuer de fréquence pour revenir à son chiffre normal, elle ne doit pas dépasser 30 ou 40 par minute; elle doit être silencieuse, interrompue seulement de temps en temps par une toux grasse, une sorte de gargouillement bref qui amène le rejet d'un crachat.

Chaque fois que la respiration devient bruyante et fréquente, il y a lieu de redouter des complications broncho-pulmonaires. Au début, la respiration est simplement gênée, poussée. Puis le nombre des respirations s'accroît, atteint 50, 60 et plus. En même temps l'expectoration devient sanieuse, ou plus souvent se supprime complètement; la canule se sèche et l'air en y passant prend un timbre râpeux, *serratique*,

(Trousseau le comparait en effet en effet au bruit que fait la scie entamant la pierre). Ce signe est très grave. Les ailes du nez se dilatent à chaque inspiration.

Il faut alors rechercher les complications pulmonaires et les combattre par un traitement approprié. Il faut aussi empêcher la canule de sécher en plaçant pendant quelques instants au devant de son ouverture une éponge imbibée d'eau chaude ; ce moyen est préférable à la pulvérisation.

Toux. — La toux varie suivant ces diverses conditions. « Elle est sèche et sifflante, pénible, quand il n'y a aucun produit de sécrétion ; grasse quand elle soulève des produits de sécrétion catarrhale ; il se produit une sorte de toussillement, de gargouillement continu quand les liquides ont un caractère diffluent.

Si un fragment de fausse membrane flotte à l'entrée de la canule, la toux produit un claquement tout particulier, et de plus elle est violente, répétée, jusqu'à ce que l'effort d'expiration ait fait sortir le produit membraneux au dehors. » (Archambault).

Expectoration. — L'expectoration est bonne lorsque les crachats sont muqueux, ou jaunâtres, épais, analogues à l'expectoration de la période de coction de la bronchite : « Si le 3e jour, l'expectoration devient muqueuse et catarrhale, les enfants guérissent. Si elle est nulle ou séreuse, ou semblable à de petits morceaux de gomme arabique desséchés, ils meurent ». (Trousseau).

Le pronostic est aussi très grave, (au moins dans la grande majorité des cas, lorsque la canule donne continuellement issue à du pus mal lié, sanieux, écumeux, tachant la compresse en gris verdâtre, et qui, mis dans le crachoir avec de l'eau, s'étale et disparaît sans laisser de traces.

En même temps que les crachats, les opérés rendent des fausses membranes. Si elles sont blanches, fermes, peu étendues, il y a lieu de penser que l'enfant s'en débarrassera complètement et guérira. Si au contraire elles sont grisâtres, molles, pultacées, épaisses, tubulées ou ramifiées en plusieurs branches, la diphthérie est grave et étendue, et la guérison douteuse. Souvent, dans les cas d'expectoration purulente ou mousseuse, l'enfant ne rend pas de fausses membranes. Le pronostic n'en est pas plus favorable, au contraire.

Nous avons parlé de l'absence complète d'expectoration, signe très grave.

Il est très rare que les opérés rendent du sang par

la canule; il s'agit alors d'une hémorrhagie secondaire, ou d'une ulcération de la trachée.

Parfois les aliments, surtout les liquides (lait, vin) reviennent par la plaie; on doit alors redouter, au début, une perforation de l'œsophage qui aurait été produite pendant l'opération, plus tard la paralysie du larynx.

Auscultation. — Le murmure respiratoire, très faible ou même presque aboli avant l'opération, reparaît après avec ses caractères normaux. Son timbre est un peu modifié par le passage de l'air à travers la canule; on évitera de confondre sa tonalité nouvelle avec le souffle tubaire. (V. plus loin complications pulmonaires).

Souvent on entend de gros râles de bronchite.

Température. — L'opération cause une fièvre traumatique ordinairement légère (quelquefois elle ne dépasse pas 38°; ordinairement elle oscille vers 39 et 39,5; elle dépasse rarement 40°), qui au bout de deux ou trois jours, tombe rapidement par lysis. L'apyrexie est alors de bon augure.

Souvent la température se maintient entre 38 et 39°, sans qu'il y ait de complication grave, jusqu'à l'enlèvement définitif de la canule.

On peut observer des poussées *éphémères*, dues par exemple à une émotion, à une indigestion, à l'ablation de la canule (un léger mouvement fébrile suit presque constamment son enlèvement), poussées qui n'ont aucune gravité. — Mais quand après le 4e jour la fièvre augmente, atteint et dépasse 40°, et s'y maintient, il faut redouter une complication grave.

Pouls. — Après l'opération, le pouls s'accélère momentanément, en même temps que la température remonte, mais cette accélération n'est que passagère ; il retombe à 100 et au dessous. La fréquence du pouls survenant au bout de quelques jours est un mauvais signe ; mais il est difficile de s'en rapporter au pouls, trop variable en pareille circonstance.

État de la plaie. — La plaie doit être ferme, rosée, bourgeonnante ; souvent elle bourgeonne trop. Les plaies enflammées, dit même Trousseau, sont de bon augure. « Les plaies affaissées, diphthériques, béantes, font redouter le danger. »

La *canule* ne doit contenir que des mucosités grasses ; si elle est sèche, si elle contient du pus sanieux, si elle noircit : mauvais signes. La teinte noire que prend la canule est due à la formation de produits sulfhydriques. On l'observe dans la décomposition du pus (expectoration puriforme, sanieuse), et plus tard lors des ulcérations de la trachée, ou de la gangrène superficielle ou profonde de la plaie.

État général. — « Un enfant dont le teint reste naturel, ou nettement coloré en rouge, qui mange bien et volontiers, et qui s'amuse, est presque toujours un enfant sauvé. » (Picot et d'Espine).

Si le teint reste plombé, marbré, si l'enfant est anxieux, qu'il ne veuille pas rester dans son lit, qu'il se lève, qu'il tende sans raison les bras vers les personnes qui l'entourent, il est presque toujours perdu. — L'agitation est un signe pronostique très grave.

Appétit. — Fonctions digestives. — La conservation de l'appétit est un très bon signe. Mais souvent après l'opération les enfants perdent complètement l'appétit, et refusent tout aliment, potage, œufs et lait; l'eau rougie est la seule chose pour laquelle ils conservent du goût. On doit essayer de donner du lait, en le masquant sous forme de chocolat ou de café. Si l'enfant refuse d'avaler, il faut lui introduire des aliments liquides ou demi-liquides jusque dans le fond de la gorge, au moyen d'une aiguière à long bec ou d'une cuiller, et déterminer des mouvements réflexes de déglutition. Il est très rare que l'on soit obligé de les nourrir par la sonde. — (V[1]. de Saint-Germain, *Revue mensuelle des Maladies de l'Enfance*, juillet 1883.)

On devra entretenir le libre fonctionnement des voies digestives : une diarrhée prolongée débilite l'enfant. — Les vomissements sont assez rares ; lorsqu'ils persistent, ils sont du plus fâcheux augure.

Urines. — On devra fréquemment examiner les urines des enfants pendant les jours qui suivent l'opération. Dans certains cas on ne trouve pas d'albumine ; assez souvent il en existe des quantités plus ou moins considérables. Tout en admettant que la présence de grandes quantités d'albumine soit le plus souvent en rapport avec une diphthérie grave, il faudrait se garder de tirer de là une loi générale, et d'après ce seul signe porter un pronostic fatal. On a vu un assez grand nombre de croups opérés guérir après avoir eu des flots d'albumine dans l'urine.

Dans l'ensemble des symptômes qui doivent guider le pronostic, l'albuminurie n'est qu'un facteur qui a son importance mais qui est incapable à lui seul de servir de critérium.

En cas d'albuminurie, on insistera sur le régime lacté.

Si l'on voulait classer les modifications dont nous venons de parler par ordre de valeur pronostique leur place respective serait la suivante : troubles de la respiration, troubles nerveux, température et pouls.

Marche régulière après l'opération.

Pansements.

Le *traitement topique* par la canule est aujourd'hui abandonné. On se borne suivant les cas à combattre la sécheresse de l'instrument, ou à favoriser l'expulsion des fausses membranes en titillant la trachée avec une plume ou en y projetant quelques gouttes d'eau pour déterminer des efforts de toux.

Changement de la canule interne. — Quand l'enfant sort du sommeil qui suit l'opération, il faut examiner la canule, et c'est souvent à ce moment que se fait le premier changement de la canule interne, dans laquelle se sont accumulés du sang, des crachats et des débris de fausses membranes. Ce changement peut aussi se faire pendant le sommeil.

Tandis que la main gauche appuie sur le tenon de la canule externe pour empêcher celle-ci d'être attirée par l'interne qui frotte souvent contre elle (on risquerait de briser les petites tiges d'argent qui unissent immédiatement la canule à la plaque, et qui sont souvent très fragiles), la main droite retire doucement la canule interne, en suivant sa courbure. La canule est mise dans un vase contenant de l'eau tiède; on passe alors plusieurs fois dans le tuyau un écouvillon qui le nettoie complètement. Les produits qui sortent de la canule flottent dans l'eau où on peut les examiner. Les crachats normaux surnagent et prennent un aspect nummulaire ou un peu déchiqueté; le sang, la sérosité spumeuse, se dissolvent dans le liquide; les fausses membranes tombent au fond. La canule nettoyée est remise doucement, et on la fixe en tournant la clavette de la canule externe. Souvent une goutte d'eau qui s'écoule dans la trachée détermine une quinte de toux et le rejet d'une fausse membrane. — Puis on remettra une cravate propre.

Le changement de la canule interne sera fait chaque fois qu'un commencement d'obstruction pourra gêner la respiration. Il faut éviter de la changer trop souvent et chaque fois que l'on entendra un gargouillement isolé. Ordinairement le changement de la canule interne se fait de 3 en 3 heures. Il dépend d'ailleurs de l'abondance de l'expectoration.

Changement de la canule externe. — Le premier

changement de la canule externe se fera vingt-quatre heures après l'opération. Si l'enfant a été opéré dans la nuit, on attendra au surlendemain matin.

On aura préparé tout ce qu'il faut pour le pansement.

On enlève la canule tout entière, on voit si elle est noire, et on la met de côté pour la laver plus tard.

La plaie, à ce moment, a une forme arrondie et le trajet de la canule est fait le plus souvent ; la deuxième canule, préparée d'avance, entre seule, sans difficulté.

Quelquefois le cas est plus compliqué ; une hémorrhagie peut survenir ; on peut trouver la plaie enflammée, recouverte de fausses membranes. Nous verrons plus loin ce qu'il convient de faire dans ces circonstances.

Il arrive souvent qu'au moment du changement de la canule externe l'enfant se met à tousser et rend des fausses membranes. Si leur sortie était difficile, on les extraierait avec une pince.

Le premier pansement doit durer peu de temps, car à l'inspiration, les bords de la plaie s'accolent l'un à l'autre, et la respiration s'embarrasse rapidement. L'élément nerveux ajoute à ces accidents, et on observe souvent un véritable accès de suffocation. La canule sera replacée avec ou sans dilatateur.

On changera la canule externe une fois par jour, et à chaque pansement on laissera un peu de temps l'enfant sans canule. On devra le surveiller attentivement, et remettre la canule, s'il survient un accès. La plaie se fermant souvent avec une rapidité surprenante, il sera bon d'avoir tout prêt le dilatateur, et de s'en servir pour écarter les adhérences celluleuses qui commencent à se former.

Trousseau cautérisait la plaie à chaque changement de canule ; on se contente seulement de la laver et de l'essuyer ; actuellement on n'emploie les topiques que pour régulariser l'évolution et la cicatrisation de la plaie, après l'ablation définitive de la canule, ou en cas de complications de la plaie.

Ablation de la canule.

Ablation temporaire. — L'ablation de la canule, lors du premier pansement, permet de se rendre compte de l'état de la plaie, mais la suffocation ne tarderait pas à apparaître, si on ne réintroduisait promptement la canule.

Lors des pansements suivants, on laissera au contraire l'enfant respirer sans canule aussi longtemps qu'il le pourra sans danger. On pourra même oblitérer momentanément avec le doigt l'orifice de la plaie, pour se rendre compte du degré de perméabilité du larynx. Il arrive souvent que, dès le second jour, l'opéré puisse rester sans canule pendant plusieurs heures; on réintroduira la canule lorsque la respiration deviendra difficile. On voit parfois des enfants, après être restés une demi-journée sans canule, ne plus pouvoir s'en passer, et à chaque pansement être pris d'accès de suffocation qui nécessitent le replacement rapide de l'instrument.

Lorsqu'au contraire le temps pendant lequel l'enfant respire librement augmente à chaque ablation temporaire de la canule, on peut au bout de quelques jours le laisser passer une nuit sans canule, mais il faudra alors le veiller pour parer à tout accident.

Ablation définitive. — Il est rare qu'après cela on ne puisse enlever définitivement la canule. D'après ce que nous venons de dire sur les ablations temporaires, on voit que l'enlèvement définitif de la canule est affaire de tâtonnement.

Un précepte capital dans la trachéotomie est de retirer la canule le plus tôt possible. — La guérison de l'enfant est d'autant plus rapide que la canule est enlevée plus vite.

Quelquefois la canule peut être enlevée dès le 2e ou 3e jour, le plus souvent à la fin de la première semaine; quelquefois son enlèvement est retardé jusqu'à plusieurs semaines, plusieurs mois, et même plusieurs années (Vr *plus loin*).

Trousseau laissait la canule au moins 6 jours; il l'ôtait ordinairement du 10e au 13e; il dit qu'elle peut rester jusqu'au 50e. « Il semble que l'ablation de la canule soit un peu retardée dans les trachéotomies hautes (crico-trachéotomies), et il n'est pas rare de voir des enfants garder leur canule deux ou trois semaines. Mais dans ce cas, le retard ne doit pas être attribué à la lésion de telle ou telle partie par l'incision, car les enfants continuent à rendre des fausses membranes tant qu'ils gardent la canule, surtout aux moments où on la change. Le fait est donc dû à la persistance de la formation des membranes; resterait à déterminer si celle-ci est entretenue par la présence de la canule dans le lieu où elles se produisent avec le plus d'activité, et si, la canule étant placée plus bas, cette production s'arrêterait d'elle-même? »

Cependant, sauf les cas dont nous parlerons plus loin, il n'y aurait qu'une différence minime dans le séjour de la canule suivant le procédé opératoire employé.

Cicatrisation de la plaie.

Quand on songe à l'importance des organes lésés par la trachéotomie, aux conditions dans lesquelles on pratique l'opération, à l'irritation de la plaie par la canule, on est étonné de la rapidité avec laquelle celle-ci se cicatrise. La tendance qu'a la plaie à se fermer se manifeste dès les premiers pansements; il suffit que l'enfant reste quelques heures sans canule pour que la réintroduction de celle-ci soit déjà gênée. Dans certains cas, où l'enfant respirant librement est pris tout à coup d'un accès de suffocation, on est parfois obligé d'élargir violemment la plaie au moyen du dilatateur, pour parvenir à remettre la canule. Après l'ablation définitive, la plaie se ferme en très peu de temps, et il n'est pas rare de voir des enfants recouvrer la parole 48 ou même 24 heures après l'enlèvement de la canule. On peut, si la voix ne revient pas vite, permettre aux enfants de parler quelques instants au moyen de la canule à soupape ou canule parlante (fig. 4).

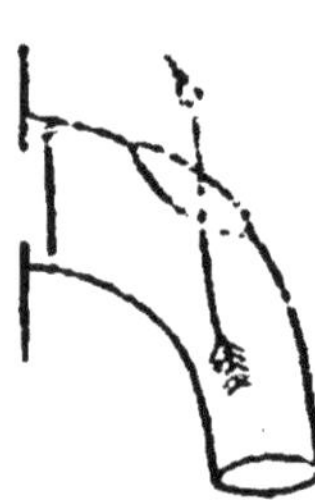

Fig. 4.

Les bords de la plaie, que la canule avait changée en

un canal presque circulaire, se rapprochent et donnent des bourgeons rosés très abondants que l'on est toujours obligé de réprimer par le crayon de nitrate d'argent au moins une fois par jour. Sous l'effort des quintes de toux, la plaie s'entrouve encore quelquefois et laisse passer bruyamment quelques bulles d'air.

Au bout d'une huitaine de jours, lorsque tout va bien, lorsque les bourgeons, soigneusement cautérisés, se sont accolés pour ne former qu'un petit bourrelet médian, la surface de la plaie, qui auparavant donnait un mucus blanchâtre très épais et filant, se recouvre d'une croûte brûnâtre; celle-ci au bout d'un temps variable, tombe et laisse à nu la plaie cicatrisée. Dès que la plaie est à peu près fermée, il est bon d'appliquer sur elle un petit carré de diachylon, que l'on ôtera lorsqu'on voudra toucher les bourgeons. Une fois la croûte de la plaie tombée, il n'est plus besoin d'aucun pansement.

La trachéotomie bien faite laisse une cicatrice linéaire, n'ayant guère plus d'un centimètre de longueur, presque invisible, et qui, étant ordinairement attirée en bas, est au besoin facile à cacher par un foulard ou une cravate. Souvent on n'aperçoit cette cicatrice que si l'on en est prévenu.

Cicatrisation prématurée. — La cicatrisation de la plaie est tellement rapide que, dans certains cas, on est obligé de lutter contre elle et de la retarder. Si on laisse la plaie se fermer avant que la perméabilité complète du larynx soit revenue, l'enfant peut être exposé à tous les accidents que l'opération avait momentanément suspendus. On ne doit donc pas enlever la canule avant que le larynx soit complètement débarrassé. S'il n'y a pas de fausses membranes dans l'expectoration, on explore l'état de liberté de la glotte en fermant un peu la plaie avec le doigt ; on voit alors avec quelle facilité l'enfant parle et respire. Si la voix est sourde, si la respiration est difficile et bruyante, il faudra remettre la canule. Si la canule ordinaire passe difficilement (ce qui est *très fréquent*, à cause de l'exubérance des bourgeons), on se servira avec grand avantage de la *canule de Bourdillat*, que l'on introduit les valves étant rapprochées avec le doigt, et dans laquelle on met ensuite une canule interne, de grosseur appropriée à l'âge de l'enfant. Cette canule rend beaucoup de services. Au bout de quelques jours, lorsque tout obstacle aura disparu, on n'aura plus qu'à surveiller la cicatrisation régulière de la plaie.

Cicatrisation retardée. — Dans d'autres cas, au contraire, la plaie ne se ferme pas. *Toutes les complications peuvent en retarder la cicatrisation* : persistance de la fièvre, inanition, complications pulmonaires, accidents du côté de la plaie elle-même, etc., si la plaie avait commencé à se fermer, elle se rouvre, elle s'agrandit, laissant voir la paroi postérieure de la trachée ; ses bords pâles donnent naissance à quelques bourgeons grisâtres, souvent ils ne bourgeonnent pas du tout et de son intérieur s'écoule une sanie purulente grise ; les plaies fermées peuvent se rouvrir, durant presque tout le premier mois qui suit l'opération.

Cette lenteur de cicatrisation doit faire rechercher quelque complication, et le meilleur moyen d'activer la fermeture de la plaie sera de combattre la cause qui la retarde ; ensuite on pourra user de topiques excitants (cautérisations légères au nitrate d'argent). — Enfin il est évident que la guérison sera reculée par toutes les causes qui retardent l'ablation de la canule.

CHAPITRE VIII.

COMPLICATIONS.

Les complications qui peuvent survenir après la trachéotomie sont assez nombreuses; nous étudierons successivement les complications de la plaie, les complications pulmonaires, et celles qui relèvent de la diphthérie elle-même. Puis nous verrons les diverses causes qui peuvent retarder l'ablation de la canule.

Ayant alors exposé l'opération et ses suites, il ne nous restera plus qu'à parler des causes générales qui influent sur les statistiques.

1° Complications de la plaie.

Nous ne pensons pas que l'importance des complications de la plaie soit en rapport avec les descriptions longues et circonstanciées que leur accordent la plupart des auteurs. Aussi serons-nous assez bref, nous contentant de résumer, au point de vue pratique, les remarquables articles de Sanné et d'Archambault.

Inflammation de la plaie. — L'inflammation, quoique rare d'une manière absolue, est cependant une des complications que l'on rencontre le plus souvent du côté de la plaie.

Les bords de la plaie s'entourent d'un liseré rouge, qui d'abord limité, s'étend ensuite plus ou moins sur les parties latérales du cou. Tous les tissus sont gonflés ; la plaie devient béante, et forme un grand trou ovale dont les bords font saillie en avant, et dont les parois élargies laissent voir l'ouverture de la trachée ; la plaie peut assez bien être comparée à un cratère. Tout le trajet de la canule est enflammé et suppure ; il est cependant extrêmement rare de voir se former des abcès. Le gonflement plus ou moins étendu des parties entraîne une compression du cou par les cordons de la canule ; celle-ci est projetée en avant par la tuméfaction des tissus, et on a souvent besoin de la remplacer par une canule plus longue.

La plaie peut s'ulcérer, surtout à sa région inférieure, et prendre une étendue double de celle qu'elle avait après l'opération. — Malgré tout, l'inflammation est en général peu grave, et ne complique la maladie qu'en retardant la cicatrisation.

Les plaies enflammées seront lavées et détergées avec soin ; on y passera un pinceau imbibé d'une solution phéniquée faible au 1/100e. La peau sera préservée du contact des liquides trachéaux par une légère couche de vaseline. — On surveillera attentivement la respiration, et on tiendra prête une canule longue. D'ailleurs, la plaie étant béante, les enfants respirent souvent en se passant de canule.

Erysipèle de la plaie. — Complication très rare : on en compte presque les observations.

Elle apparait du 3e au 5e jour. La rougeur est quelquefois limitée, et il est probable qne ces érysipèles circonscrits ne sont autre chose que des lymphangites simples. L'érysipèle généralisé est exceptionnel, et d'un pronostic très grave.

Le traitement est le même que celui de l'inflammation de la plaie. On instituera en même temps un régime tonique (alcool, quinquina).

Diphthérie de la plaie. — La diphthérie de la plaie n'est pas rare, mais elle reste le plus souvent limitée.

Elle apparaît du 2e au 4e jour. La plaie devient béante et blafarde, quelques fausses membranes se montrent, surtout aux angles de l'ouverture cutanée. La diphthérie de la plaie a peu de tendance à s'accroître. Elle s'accompagne souvent d'un peu de gangrène superficielle, qui noircit la canule.

Peu grave en elle-même, elle indique que l'état général est profondément affecté.

Traitement : traitement local des fausses membranes : jus de citron, solution de chlorate de potasse.

Gangrène de la plaie. La gangrène peut être superficielle, et être produite par la compression de la canule. Cet accident est fréquent, et n'a aucune gravité.

« La gangrène profonde au contraire peut être mortelle, ou tout au moins retarder considérablement la guérison. Elle s'annonce par une odeur fétide et par le noircissement de la canule. La plaie se creuse en entonnoir et peut atteindre des dimensions effrayantes. La canule dans les premiers jours est projetée en avant par le gonflement des tissus environnants, puis peu à peu les eschares s'éliminent, la suppuration s'établit, les bourgeons charnus apparaissent, et la réparation commence. » (PICOT ET D'ESPINE).

La gangrène étendue peut laisser des cicatrices vicieuses.

Le pronostic présente toujours une certaine gravité (indice d'infection avancée); il varie suivant l'étendue des lésions.

Traitement local : cautérisations au nitrate d'argent, jus de citron,

Solution d'acide salicylique.	Ac. salicylique,	4 gr.
	Alcool,	40 gr.
	Eau,	80 gr.

(Bergeron.)

« La canule sera enlevée aussi souvent et aussi longtemps que possible; elle ne sera remise que la nuit, et en cas d'absolue nécessité ». (PICOT et D'ESPINE).

Traitement général tonique.

Hémorrhagies secondaires. — Les hémorrhagies secondaires apparaissent ordinairement lors des changements de canule; on peut les observer plus tard, jusqu'au 15e jour.

Elles peuvent être dues : au détachement d'un caillot oblitérant un vaisseau sectionné pendant l'opération, à des ulcérations de la trachée, à l'irritation de la plaie produite par l'introduction de la canule ; elles sont surtout sous la dépendance de la diphthérie qui diminue la plasticité du sang.

Les symptômes et le traitement sont les mêmes que ceux des hémorrhagies primitives.

A côté de ces complications, citons seulement pour mémoire les abcès du médiastin dont on a rapporté quelques cas trouvés à l'autopsie.

2° Complications broncho-pulmonaires

Les complications broncho-pulmonaires sont extrêment importantes. Si nous n'en parlons que maintenant, au lieu de les placer en première ligne comme elles le méritent, c'est qu'elles tiennent le milieu entre les complications de l'opération elle-même, et les complications dues à l'intoxication diphthérique seule.

Broncho-pneumonie.

La broncho-pneumonie occupe le premier rang dans les causes de la mort après la trachéotomie, et on peut estimer que les 3/4 des décès sont dus à cette terrible complication.

Causes. — Parlant seulement de la broncho-pneumonie après l'opération, nous pourrions nous dispenser de discuter si cette complication est due à l'intoxication diphthérique ou à l'intervention chirurgicale. La broncho-pneumonie apparaît ; quels sont ses signes, quel traitement faut-il utiliser ?

Cependant, comme certaines considérations pratiques de la plus haute importance se rattachent à cette question d'étiologie, nous allons en parler brièvement.

Beaucoup d'auteurs font de la broncho-pneumonie une complication relevant exclusivement de la maladie générale (Peter, Sanné, etc.) ; l'opération n'y serait pour rien. Nous croyons au contraire que, sans faire de la trachéotomie la cause réelle des complications pulmonaires, ce qui est inadmissible, on doit reconnaître qu'elle joue cependant un certain rôle dans leur apparition. L'intoxication diphthérique n'est pas tout, puisque la broncho-pneumonie est exceptionnelle dans l'angine *seule*, dont les manifestations sont cependant, dans un grand nombre de cas, l'expression la plus élevée de l'infection générale. D'autre part, la broncho-pneumonie n'est pas toujours en rapport avec la localisation des fausses-membranes sur le larynx puisqu'elle manque presque toujours dans les cas de croup qui guérissent sans opération. Elle n'est pas non plus la conséquence directe de la bronchite pseudo-membraneuse, puisque celle-ci est loin d'accompagner toujours la pneumonie lobulaire. Donc la diphtérie, soit par sa gravité, soit par ses localisations, ne semble pas être la cause *unique et constante* de la broncho-pneumonie. Nous disons constante, car chacun sait que la broncho-pneumonie peut apparaître en dehors de l'opération sous l'influence d''une des causes que nous venons d'énumérer (degré de l'intoxication, bronchite pseudo membraneuse). Mais les complications pulmonaires apparaissent très fréquemment après l'opération, en dehors d'un état général grave, et sans qu'on trouve à l'autopsie de produits pseudo-membraneux dans les bronches. Il y a donc au moins un autre facteur ; nous croyons que c'est l'opération, ou plutôt le séjour de la canule dans la trachée.

En somme, tout diphthérique et surtout tout croupeux, est en puissance de broncho-pneumonie (comme le sont par exemple les enfants atteints de rougeole) ; dans les cas où la diphthérie est grave ou étendue, cette complication peut apparaître sans autre cause ; souvent son éclosion est favorisée ou hâtée par une cause occasionnelle, telle que le traumatisme (trachéotomie) ou le froid.

L'influence de cette dernière cause n'est plus à discuter. Chacun sait que la minutie apportée, depuis Trousseau, dans les soins consécutifs à l'opération a fait baisser de beaucoup la fréquence des complications pulmonaires. Nous voulons surtout parler de l'importance de la cravate, et nous croyons qu'encore maintenant bien des cas de broncho-pneumonie pourraient être évités par une vigilance assidue. Cette influence du froid est démontrée aussi par la fréquence plus grande de ces complications dans les temps froids et humides, et il est probable que le froid et l'humidité agissent beaucoup plus par l'air qui passe dans la canule que par l'atmosphère ambiante.

Tout ceci pour conclure que l'opération est moins innocente qu'on ne le dit trop souvent ; que, si l'on n'a pas à tenir compte de l'éventualité des complications pulmonaires au moment de l'opération, on doit grandement les redouter après : qu'en conséquence il faudra entourer l'opéré de tous les soins commandés par la propreté et l'hygiène, et enfin enlever la canule le plus tôt possible.

Et malgré tout, la broncho-pneumonie reste menaçante ; on doit se tenir en garde dès l'apparition des moindres signes qui l'annoncent. — Nous ne croyons pas qu'il soit possible de prédire cette complication ; sur ce sujet, il faudra réserver le pronostic, et cela d'autant plus que le croup sera plus grave par lui-même.

Époque d'apparition. — Nous venons de dire que certains croups se compliquaient de broncho-pneumonie *avant* l'opération. Ce sont en général des cas graves et avancés, accompagnés d'angine, de tuméfaction ganglionnaire, etc., etc. Bien qu'il existe d'ordinaire en même temps des signes d'asphyxie laryngée, l'opération a peu de chances de succès. On doit cependant la pratiquer lorsque, dans les causes de la mort imminente, l'obstacle laryngé tient le premier rang.

Le plus souvent les complications pulmonaires *suivent* l'opération. Il arrive fréquemment que l'on trouve au moment de l'opération des symptômes d'inflammation des grosses bronches ; ces signes ont peu d'importance. Il est rare que le lendemain de l'opération on trouve des signes stéthoscopiques de broncho-pneumonie, quoique la respiration puisse être déjà bruyante et accélérée. Le plus souvent la broncho-pneumonie apparait à partir du 2e ou du 3e jour, et son maximum de fréqueuce se voit entre cette époque et la fin de la première semaine ; à partir de ce moment, elle devient plus rare, mais l'opéré y reste exposé tant qu'il garde sa canule. On ne voit qu'exceptionnellement survenir la broncho-pneumonie chez les opérés portant une canule depuis plusieurs mois, car alors la cause prédisposante, la diphthérie, a ordinairement cessé.

Symptômes. — Ce sont les troubles fonctionnels et les symptômes généraux qui apparaissent les premiers. La fièvre passagère occasionnée par le traumatisme ne tombe pas; elle augmente d'intensité, la température monte à 40°, 41°; le pouls atteint 120, 140 pulsations; la respiration devient bruyante, fréquente (40, 50, 60 respirations). La canule se sèche et l'air y passe avec un bruit métallique; plus tard elle peut se remplir de sanie purulente donnant un gargouillement continu. L'enfant est agité, ne tient pas dans son lit; les joues d'abord colorées vont peu à peu devenir cyanosées; la plaie n'a aucune tendance à se rétrécir. A l'auscultation on ne trouve au début que des différences d'intensité du murmure respiratoire, qu'il est quelquefois difficile d'apprécier à cause du souffle canulaire qui couvre le murmure vésiculaire. Puis apparaissent des foyers de râles, de souffle, entourés ou non des bruits les plus variables. La percussion dénote quelquefois le siège des noyaux broncho-pneumoniques. Le plus souvent ces nids de râles de toute sorte sont d'une fugacité extrême, les bruits changent de siège, de nature, d'étendue, de timbre, et cette variabilité même ne fait que rendre plus certain le diagnostic de la complication.

Quand la broncho-pneumonie apparaît plus tard, son début est peut-être plus accentué. La température qui était tombée à 37 ou 38°, remonte subitement, et la plaie se rouvre. Ces deux signes doivent mettre sur la voie.

Tantôt la broncho-pneumonie tue en un jour ou deux, tantôt sa marche est plus longue : pendant 6, 10 jours, elle présente des alternatives de mieux et de pire ; quelquefois elle guérit ; dans d'autres cas, après une ou deux chutes passagères, la fièvre s'allume de nouveau et la terminaison fatale arrive rapidement. L'enfant anhélant, cyanosé, tantôt agité, tantôt plongé dans la prostration, le corps couvert de sueur, succombe à la plus pénible des asphyxies. Il semble que jusqu'au dernier moment, il cherche à ressaisir la vie qui lui échappe.

Pronostic. — Le pronostic, toujours très grave, présente cependant certains degrés :

La broncho-pneumonie est d'autant plus dangereuse qu'elle apparaît plus tôt.

Sa gravité est en raison directe de son étendue et de son degré (souffle).

Elle est plus grave chez les jeunes enfants.

Elle tue toujours les croups morbilleux, chez lesquels d'ailleurs elle est de règle.

La guérison peut être obtenue chez des enfants au-dessus de 3 ans, auparavant bien portants, lorsque la complication survient plusieurs jours après l'opération, et que la broncho-pneumonie ne se manifeste que par quelques foyers de râles sous-crépitants.

Traitement. — C'est dans ces derniers cas que la thérapeutique pourra avoir quelque efficacité. Dans les broncho-pneumonies précoces et étendues, elle échoue presque toujours.

Les vomitifs (ipéca et non émétique) seront employés au début avec une grande réserve.

Les toniques et les révulsifs feront la base du traitement.

L'alcool sera donné sous forme de vin ou de liqueur (rhum, cognac); on prescrira de 15 à 60 grammes d'eau-de-vie par jour, suivant l'âge des enfants, dans une potion sucrée; l'emploi du kermès doit être toujours évité. Les excitants diffusibles (acétate d'ammoniaque, éther), les antispasmodiques pourront trouver leurs indications.

Comme révulsifs, on usera surtout des ventouses sèches appliquées souvent et en grand nombre, au moins une fois par jour, et au nombre de 15, 20, 30. Le corps sera préservé des refroidissements par un enveloppement d'ouate ou de flanelle.

Trousseau et beaucoup de médecins d'enfants proscrivent absolument le vésicatoire. C'est également notre sentiment et on ne saurait trop s'élever contre l'emploi de ce révulsif en pareil cas. La diphthérie des surfaces vésiquées est assez fréquente et constitue un facteur de gravité considérable, sans compter les ulcérations et les suppurations possibles qui ajoutent encore au danger.

Dautres auteurs sont moins absolus et permettent l'emploi du vésicatoire moyennant certaines précautions. On ne l'emploiera pas chez les enfants au-dessous de deux ans ; il sera réservé aux cas où le traitement précédent n'aura rien donné, et où on voudra hâter la résolution d'un noyau hépatisé. En tout cas, un soin extrême devra présider à son application et à son pansement. L'emplâtre vésicant, dont l'étendue ne dépassera pas la paume de la main (il vaut mieux en appliquer plusieurs petits qu'un très grand), sera camphré, posé, et laissé en place pendant 6 heures au plus. Dans certaines régions, un séjour plus court est suffisant, deux heures pour la face antérieure de la poitrine. Le vésicatoire sera enlevé sans déchirer l'épiderme, et on le pansera une fois par jour en recouvrant la surface d'une large plaque de diachylon. Ce moyen est préférable au papier enduit de cérat.

Nous avons parlé de l'importance des soins comme moyens préventifs. On les observera aussi rigoureusement lorsque la complication sera déclarée : la sécheresse de la canule sera modifiée par l'installation près du malade d'une bouilloire répandant de la vapeur d'eau ; on pourra par moments présenter à l'orifice canulaire une éponge imbibée d'eau chaude. On devra rechercher la constance de la température (16 à 18°) et éviter les refroidissements. Outre le vin, le régime ne se composera que de lait et de bouillon.

Bronchite pseudo-membraneuse.

Les développements que nous avons donnés à la broncho-pneumonie nous permettront d'être très bref sur la bronchite couenneuse.

Elle coïncide avec la broncho-pneumonie dans le

1/3 ou le 1/4 des cas. Ses signes, qui sont ceux d'une bronchite moyenne et fine, accompagnée dans quelques cas d'expectoration de fausses membranes finement ramifiées, sont ordinairement couverts par les symptômes de la pneumonie lobulaire.

Son pronostic est très grave. — Son traitement est le même que celui de la broncho-pneumonie.

3° Complications dues à l'intoxication diphthérique.

Dans la plupart des cas le croup pour lequel on opère est accompagné d'angine. La gravité de celle-ci, la coexistence d'un coryza couenneux, exercent naturellement une influence des plus fâcheuses sur le résultat de l'opération. Nous n'aurons pas à parler de ces cas qui rentrent dans l'étude générale de la diphthérie.

Le croup, comme toutes les manifestations de la diphthérie, peut donner lieu à des complications dont on devra tenir compte pour le pronostic de l'opération. Nous avons dit quelques mots de l'albuminurie (p. 76) ; il nous reste à parler de la paralysie au point de vue qui nous occupe.

Paralysie.

La paralysie est plus grave et malheureusement non moins fréquente que l'albuminurie. Peu fréquente dans les croups d'emblée, elle suit ordinairement les croups ayant débuté par angine. On peut estimer qu'on l'observe dans la moitié des cas.

L'époque d'apparition de la paralysie est variable; ordinairement elle se montre de 8 à 15 jours après l'opération, rarement avant, souvent après ce terme.

Tantôt légère, bornée à la partie supérieure du pharynx et au voile du palais, elle s'annonce par le passage des liquides dans le nez et le larynx (rejet du lait, du vin par la canule), par le nasonnement de la voix si les enfants commencent à parler; dans d'autres cas on note des troubles moteurs du côté des yeux ou une légère faiblesse des jambes; souvent les choses en restent là, et la complication peut être considérée comme bénigne, à moins qu'elle n'augmente encore l'inanition trop fréquente des opérés.

« Parfois, après l'ablation de la canule, il subsiste pendant quelque temps une parésie des muscles crico-aryténoïdiens postérieurs qui se traduit par une inspiration bruyante, sonore, un véritable cornage qui augmente pendant le sommeil. Quand il s'accompagne de tirage, il force parfois à remettre la canule. De la patience et quelques séances de faradisation du larynx en viennent facilement à bout ». (PICOT ET D'ESPINE).

D'autres fois la paralysie constitue une complication mortelle (1). La déglutition devient complètement impossible, et les malheureux malades meurent de faim. Que si l'on peut remédier un peu, par l'emploi de la sonde œsophagienne par exemple, à cette inanition absolue, on doit cependant avoir peu d'espoir, car la paralysie se généralise souvent, et l'opéré meurt par paralysie du diaphragme ou par arrêt du cœur.

Cette mort par syncope est d'autant plus redoutable qu'elle peut apparaitre à une époque éloignée de l'opération, au moment où il semble que la guérison soit assurée, et que l'on n'ait plus aucun accident à craindre. La paralysie du cœur peut en effet n'être précédée que par les symptômes d'une paralysie pharyngée très légère ; elle peut même survenir brutalement, en l'absence de tout phénomène paralytique apparent.

(1) « La paralysie tue ordinairement les opérés ».
Il est probable que Trousseau avait en vue les paralysies étendues.

Peut-on prévoir de tels accidents ? On a dit que toute forme de diphthérie, bénigne ou maligne pouvait donner lieu à une paralysie grave ou légère, sans qu'il y ait aucun rapport entre la gravité de l'une et celle de l'autre ; et l'on cite des cas de paralysie mortelle après une diphthérie en apparence insignifiante. On a même vu des paralysies diphthériques sans manifestations pseudo-membraneuses (Boissarie, *Gazette hebdomadaire*, 1881). — Ces faits sont nombreux ; cependant nous croyons que si on peut observer la paralysie après toute diphthérie, grave ou légère, (et encore semble-t-il que dans les angines graves la paralysie soit presque constante), l'intensité de l'infection générale peut avoir une certaine influence sur le degré de la paralysie ; il nous semble que les diphthéries graves, à la suite desquelles la convalescence se fait mal (1), donnent plus volontiers naissance aux paralysies graves, et que l'on peut tirer de là cette règle de conduite : dans les cas de croups

(1) Maingault avait déjà signalé ce fait que l'on trouve rarement mentionné. Le rétablissement de l'enfant, le retour tardif et incomplet des forces ; la *pâleur* surtout qui peut atteindre le degré de celle des anémies les plus profondes, doivent faire redouter l'éclosion de la paralysie. Cette paralysie est souvent grave et tue les enfants qui avaient pu échapper comme par miracle à une angine des plus effrayantes.

opérés avec diphthérie grave, réserver le pronostic même lorsqu'il n'y a aucune complication apparente.

Le traitement de la paralysie est très borné ; on donnera aux enfants des bouillies épaisses, plutôt que des aliments liquides, si ces derniers sont rendus par le nez ou par la canule ; ils prendront à l'intérieur du sirop de sulfate de strychine (TROUSSEAU) ; on usera, comme traitement local, des faradisations qui donnent souvent d'excellents résultats. La thérapeutique échoue presque toujours dans les cas de paralysie grave.

Convulsions.

On peut avec Sanné ranger parmi les complications relevant de la diphthérie, les convulsions. Elles sont très rares. D'après Trousseau, elles se montrent chez les enfants jeunes et ayant perdu du sang avant ou pendant l'opération. Elles sont le plus souvent sous la dépendance d'une complication ou de l'albuminurie. Leur pronostic est très grave.

Causes qui retardent l'ablation de la canule

Les complications que nous venons de passer en revue se montrent pendant les quelques jours qui suivent l'opération, et, lorsqu'elles n'entraînent pas la mort, elles reculent peu l'époque de la guérison, sauf la paralysie qui peut persister plusieurs mois. Quelquefois au contraire la guérison est retardée par suite de complications ultérieures le plus souvent indépendantes de la diphthérie, et dont il nous reste à parler maintenant.

Ces complications sont : les ulcérations, les rétrécissements, les bourgeons charnus de la trachée ; d'autres fois l'impossibilité d'enlever la canule tient au spasme laryngé, enfin la diphthérie peut se prolonger au-delà de ses limites habituelles, et reculer d'autant l'enlèvement de la canule.

Ulcérations de la trachée.

La cause locale des ulcérations de la trachée est la

pression exercée sur sa paroi antérieure par le bec de la canule, qui, malgré les modifications de Barthez et de Roger, n'a pu être encore rendu inoffensif pour la trachée.

On peut cependant observer des ulcérations sur des points non en contact avec la canule ; ces ulcérations coïncident souvent avec la gangrène de la plaie, et sont liées aux diphthéries graves.

Les ulcérations de la trachée passent souvent inaperçues ; elles semblent être assez communes.

Symptômes : coloration noire du bec de la canule ;
expectoration de crachats muqueux sanguinolents rendus plusieurs jours après la trachéotomie ;
odeur fétide, gangréneuse, exhalée par la plaie (celle-ci n'étant pas gangrénée).
Douleur de la région cervicale antérieure (TOULMOUCHE).

Pronostic. — L'ulcération est curable, sa gravité apparente tient à la gravité de la diphthérie ; quelquefois elle peut amener ulcération des gros vaisseaux et la mort. Elle peut être suivie de rétrécissement de la trachée.

Traitement tonique. — Se garder de toute application topique.

Laisser la canule le moins de temps possible.

Rétrécissement de la trachée.

Causes : fautes opératoires pendant l'opération ; incisions multiples des anneaux avec perte de substance, nécrose consécutive des cerceaux cartilagineux. — Ulcérations de la muqueuse. — Sphacèle des parois de la plaie.

D'après Guyon et Carrié, l'introduction de la canule chez les enfants après la trachéotomie détermine souvent un rapprochement de l'extrémité postérieure des 3 premiers anneaux de la trachée. Ce rapprochement détermine une saillie de la muqueuse dans la trachée, saillie qui amène un rétrécissement dans le calibre du conduit aérien, peut persister et être un obstacle à l'ablation définitive de la canule.

Selon que le rétrécissement est serré ou peu accentué, la canule doit être laissée à demeure, ou on peut l'enlever à la longue ; mais l'enfant garde presque toujours de la raucité de la voix et pourra être sujet à des accès de suffocation plus ou moins intenses, chaque fois qu'il se fera une poussée inflammatoire du côté du larynx ou de la trachée.

Bourgeons charnus.

Nous donnons, sur ce sujet, les conclusions de la thèse de Carrié Th. Paris 1879.

« Les bourgeons charnus d'une plaie de trachéotomie peuvent être un obstacle à l'enlèvement de la canule. Ils siègent principalement aux angles supérieur et inférieur de la plaie, sont sessiles ou pédiculés. Ils s'implantent, quand ils siègent profondément, sur les bords même de l'incision trachéale, et non sur la muqueuse voisine. »

Le laryngoscope pourrait parfois permettre de les voir quand ils font saillie dans le tube aérien, mais l'emploi de cet instrument est difficile chez les enfants.

« L'expulsion spontanée ou l'arrachement de ces bourgeons est suivi d'une guérison définitive quelquefois, d'un soulagement momentané presque toujours, c'est-à-dire que l'enfant peut se passer de canule pendant plusieurs heures.

Ils récidivent avec une grande facilité ; aussi les

arrachements combinés aux cautérisations doivent-ils être continués quelquefois pendant fort longtemps.

Quand ces bourgeons charnus continuent à se développer du côté de la trachée après la cicatrisation complète de la plaie cutanée, ils donnent lieu à des accidents fort graves, dus en partie au volume des bourgeons, en partie au spasme glottique. Dans ces cas, dès qu'il survient, dans certaines circonstances, de l'oppression, du tirage, du cornage pendant la nuit, il ne faut pas attendre le premier accès de suffocation, qui pourrait être mortel, mais ouvrir de nouveau la trachée. »

Spasme.

L'émotion que cause aux enfants l'enlèvement passage de leur canule peut être telle, qu'elle détermine un spasme du larynx nécessitant la réintroduction immédiate de l'instrument. Ordinairement ces spasmes disparaissent au bout de quelques jours ; mais chez certains sujets nerveux et irritables, ils peuvent se reproduire à chaque changement de canule, et prolonger le séjour de celle-ci pendant plusieurs semaines ou plusieurs mois.

On doit alors user de douceur et de persuasion,

essayer de calmer et de rassurer l'enfant. On peut aussi user de subterfuges, par exemple introduire des canules de plus en plus petites, de telle sorte que l'enlèvement de la dernière passe pour ainsi dire inaperçu pour l'enfant.

Diphthérie prolongée

Enfin le prolongement de la diphthérie au-delà de ses limites normales force l'enfant à garder sa canule plus ou moins longtemps. Ces cas, assez rares, ont été surtout étudiés par M. Cadet de Gassicourt. (*Revue mensuelle des Maladies de l'enfance*, 1883). En dehors de sa durée, la diphthérie ne présente de spécial que sa grande bénignité. Lorsque la production des fausses membranes aura cessé, on enlèvera la canule comme dans les cas ordinaires.

Lorsque, ce qui est rare et ne se présente pas une fois sur cent, une des causes citées oblige l'enfant à conserver sa canule, le séjour de celle-ci est peu dangereux ; cependant on ne devra pas se départir des soins recommandés plus haut, et l'on se rendra compte chaque jour de l'état des voies aériennes en enlevant la canule le plus longtemps possible.

APPENDICE

Suites éloignées de la trachéotomie.

Il est extrêmement rare, à moins de lésions graves du larynx, que la voix soit définitivement altérée après la trachéotomie.

Quant aux fistules trachéales, Sanné n'en rapporte que deux exemples.

Récidives.

Chacun sait que le croup peut récidiver, et peut nécessiter une deuxième opération. Celle-ci, rendue plus facile par l'adhérence de la peau à la trachée, n'est pas plus grave que la première.

Causes générales qui influent sur les statistiques

En dehors de toutes les complications dont nous avons parlé, un certain nombre de circonstances inhérentes soit à l'opéré, soit à la maladie, doivent entrer en ligne de compte dans l'établissement du pronostic et dans l'interprétation des statistiques.

Causes inhérentes à l'enfant

Age. — Guérison rare au-dessous de 2 ans, maximum de guérison entre 3 et 7 ans; passé 10 ans, la trachéotomie paraît, malgré certaines statistiques, donner moins de succès (probablement parce que le croup s'accompagne souvent à cet âge d'angine plus ou moins grave). Trousseau disait que les enfants guérissent rarement au-dessus de 6 ans.

Sexe : aucune influence.

État de santé antérieur. — La trachéotomie donne de meilleurs résultats chez les enfants bien portants que chez les enfants mal nourris, rachitiques. La mortalité plus forte des opérés en Angleterre tiendrait à la fréquence plus grande du rachitisme dans ce pays (W. JENNER).

Il faut tenir compte aussi des médications plus ou moins débilitantes subies par l'enfant avant l'opération.

Causes inhérentes à la maladie. — La guérison est très rare quand le croup est compliqué d'angine grave.

Trousseau a été trop loin en disant que les croups secondaires ne guérissent jamais; les guérisons sont en effet exceptionnelles dans les croups après rougeole; on en observe au contraire dans les croups accompagnés de coqueluche, et quelquefois dans les croups scarlatineux.

La coqueluche est loin d'avoir sur la marche du croup l'influence néfaste que lui attribuent plusieurs auteurs; par les quintes de toux qu'elle provoque elle favorise le détachement des fausses membranes, et le croup peut guérir sans opération; si le croup est opéré elle aggrave peu le pronostic, mais dans certains cas, elle empêche la réunion précoce de la plaie et force l'opéré à garder plus tongtemps sa canule.

« Si le croup a une marche lente, les enfants en guérissent, ou vivent au moins plusieurs jours. Si la maladie a été très rapide, les enfants meurent très promptement. » (TROUSSEAU). Cette opinion, vraie au fond, est beaucoup trop exagérée dans la forme, et est loin de répondre à tous les cas.

Il faut enfin, comme dans toute maladie, tenir compte des séries heureuses ou malheureuses qu'il est le plus souvent impossible d'attribuer à quelque cause que ce soit, et qui peuvent donner des statistiques de guérison variant de 5 à 50 o/o. Ces variations peuvent s'observer suivant les diverses épidémies.

On peut admettre que la moyenne des succès est représentée à Paris par 1/3, en opérant tout, et dans toutes les circonstances.

Octobre 1883.

P. RENAULT

TABLE DES MATIÈRES

Imp. G. Saint-Aubin, 12, rue de Bar, St-Dizier (Hte-Marne).

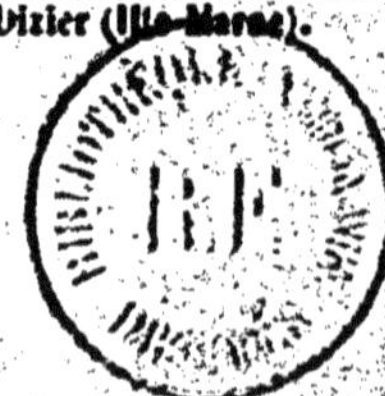

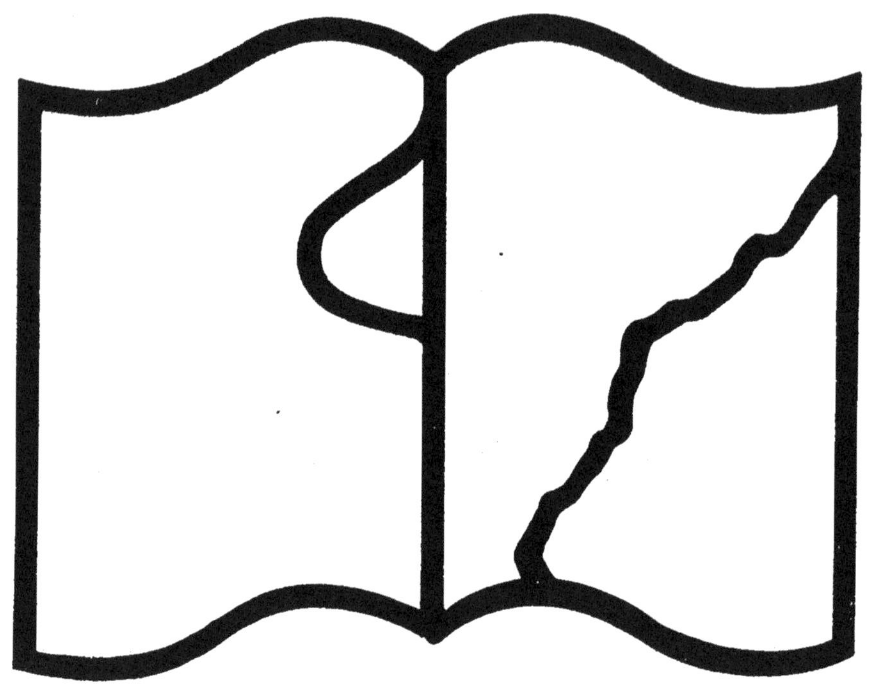

Texte détérioré — reliure défectueuse

NF Z 43-120-11

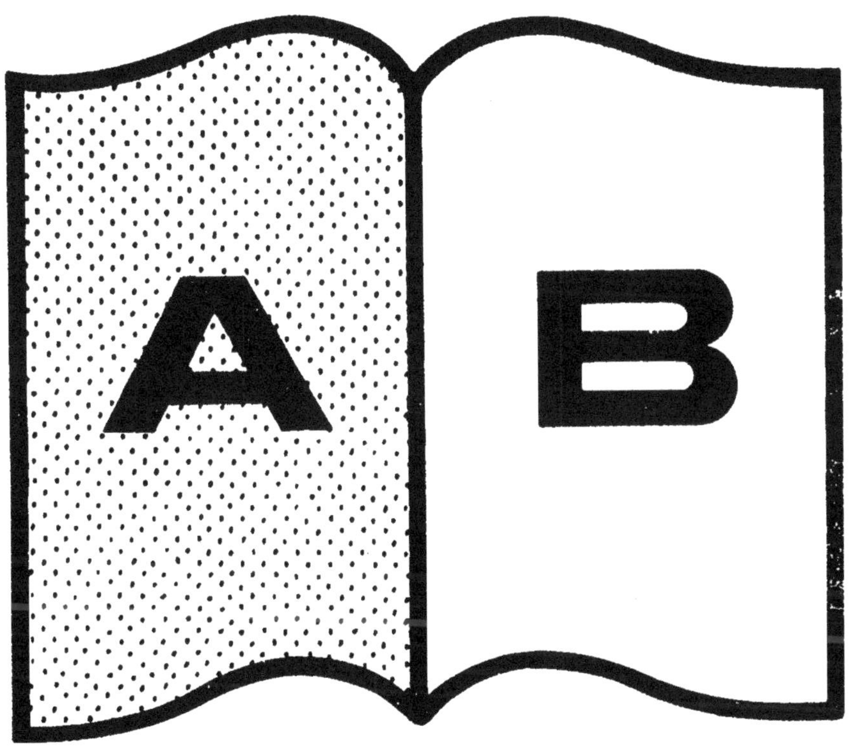

Contraste insuffisant

www.ingramcontent.com/pod-product-compliance
Ingram Content Group UK Ltd.
Pitfield, Milton Keynes, MK11 3LW, UK
UKHW020234220726
13923UKWH00002B/642